LA VRAIE
MÉDECINE NATURELLE

PAR

LES PLANTES, LES HERBES & LES TISANES

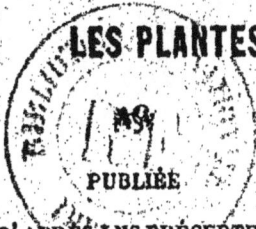

PUBLIÉE

D'APRÈS LES PRÉCEPTES

DES HOMMES

LES PLUS CÉLÈBRES

DE L'ANTIQUITÉ

ET DE NOS JOURS,

CET OUVRAGE

DONNE LA DESCRIPTION

ET L'USAGE

DE 190 PLANTES

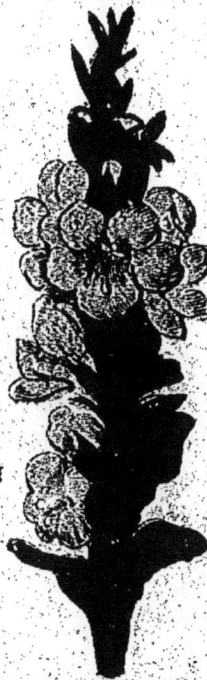

AVEC

PLANCHES COLORIÉES

SUIVI

DE RECETTES UTILES

ET COMPLÉTÉ

PAR UN LEXIQUE

DONNANT L'EXPLICATION

DES

MOTS TECHNIQUES

EMPLOYÉS

PAR
Edmond PIGEON
Professeur de Botanique
Breveté, Médaillé, et Diplômé

Prix 2 Francs

1897

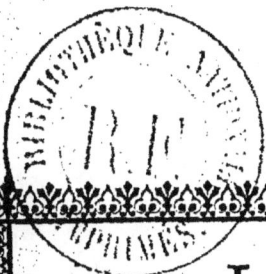

LA VRAIE
Médecine Naturelle

PAR

EDMOND PIGEON

LA VRAIE
MÉDECINE NATURELLE

PAR

LES PLANTES, LES HERBES & LES TISANES

PUBLIÉE

D'APRÈS LES PRÉCEPTES DES HOMMES LES PLUS CÉLÈBRES
DE L'ANTIQUITÉ ET DE NOS JOURS.

PAR

Edmond PIGEON

Professeur de Botanique
Breveté, Médaillé et Diplômé

OUVRAGE DONNANT LA DESCRIPTION & L'USAGE DE 190 PLANTES
AVEC PLANCHES COLORIÉES, SUIVI DE RECETTES UTILES
ET COMPLÉTÉ PAR UN LEXIQUE DONNANT L'EXPLICATION
DES MOTS TECHNIQUES EMPLOYÉS.

Prix 2 Francs

EN VENTE
CHEZ L'AUTEUR, A VAUX-ANDIGNY
(AISNE)

DÉPOSÉ CONFORMÉMENT A LA LOI

PROPRIÉTÉ DE L'AUTEUR

PRÉFACE

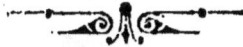

L'ouvrage que nous présentons à nos Lecteurs a été fait dans un but humanitaire.

Nous nous sommes proposé de faire connaître par un livre simple, à la portée de tous, les moyens de se traiter et de se guérir par les plantes.

La nature nous a dotés de plantes ; c'est à l'homme de les utiliser.

Nous nous sommes inspirés des préceptes des médecins anciens, tels que Adanson, Chomel, Tragus et Regnault, ainsi que des conseils des modernes, pour indiquer les propriétés de chaque plante, leur préparation et les doses auxquelles on les prescrit le plus communément.

Tous les jours nous rencontrons des plantes utiles et nous en ignorons les propriétés.

Avec cet ouvrage, quoique d'un prix très modique, chacun pourra reconnaître les précieux dons de la nature et les utiliser.

Nous serons heureux si nous pouvons, par cette œuvre modeste, être utile à nos semblables

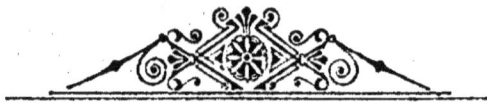

L'Ouvrage est divisé en deux parties :

PREMIERE PARTIE

Les Plantes et leurs propriétés, avec planches coloriées

DEUXIÈME PARTIE

Recettes d'un usage journalier et d'une utilité indispensable

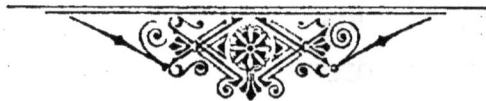

NOMENCLATURE DES PLANTES

ET

LEURS PROPRIÉTÉS

PREMIÈRE PARTIE

I — ABSINTHE

L'Absinthe, appelée vulgairement *Grande Absinthe* ou *Herbe aux vers,* pousse en abondance le long des chemins, dans les terrains pierreux et dans les jardins.

Sa tige élevée, droite et rameuse, ses feuilles très découpées, sont d'un vert grisâtre au dessus et blanches en dessous. Ses fleurs sont jaunes et poussent aux extrémités des rameaux supérieurs. Les sommités fleuries doivent être récoltées vers le commencement de septembre et séchées avec soin.

L'Absinthe s'emploie avec succès comme tonique et vermifuge ; l'infusion se fait à la dose de 6 à 12 grammes par litre d'eau.

On en fait aussi une liqueur apéritive connue sous le nom d'*Absinthe suisse* qui, prise avec excès, peut amener des troubles du cerveau et même la folie

2 — ACHE

L'Ache croît naturellement dans les marais et dans les terrains humides. Ce n'est autre chose que le céleri de nos jardins transformé par la culture.

Les tiges s'élèvent d'environ 60 à 70 centimètres de hauteur ; elles sont droites, cylindriques, cannelées profondément, creuses et rameuses.

Les feuilles sont alternes, très grandes et ailées sur trois rangs. Les fleurs sont jaunes et naissent au sommet des tiges et des rameaux, disposées en ombrelles.

La racine a un goût fort désagréable. On l'emploie dans les apozèmes et dans les bouillons apéritifs.

Cette plante est reconnue comme carminative, pectorale et vulnéraire. On en fait usage pour faciliter la respiration, provoquer les crachats et nettoyer les ulcères de la poitrine.

---

3 — AIGREMOINE

On trouve l'Aigremoine dans les prairies, le long des chemins et sur le bord des fossés.

Cette plante fleurit vers le mois de juin ou juillet. Sa tige atteint 50 à 60 centimètres de hauteur. Ses feuilles sont dentelées et vertes au dessus, blanches et velues au dessous. On l'utilise avec succès dans l'hydropisie et les engorgements de l'abdomen.

On l'emploie en infusion dans les diarrhées, catharres, et fleurs blanches, à la dose de 20 à 30 grammes par litre d'eau.

4 — AIL

L'ail est un assaisonnement précieux pour les personnes d'un tempérament lymphatique, pour les estomacs froids, paresseux, engourdis ; c'est le condiment par excellence des aliments lourds, fades et visqueux.

Il peut être d'un très grand secours dans les contrées brumeuses, humides, surtout si la qualité de l'eau laisse à désirer.

Mais l'ail n'est pas seulement une plante alimentaire; il se recommande encore par ses vertus médicales.

Le suc d'ail, mêlé à du vin blanc et pris le matin à jeûn, pousse aux urines et peut dissiper quelques hydropisies, surtout celles qui résultent d'une fièvre intermittente ou d'une transpiration supprimée.

Tout le monde connaît les propriétés vermifuges de l'ail.

La médecine domestique prescrit aux enfants tourmentés par les vers, surtout pour les lombrics, deux ou trois gousses d'ail infusées dans du bouillon ou du lait.

Les paysans se bornent quelquefois à faire manger à leurs enfants des tartines de pain frottées d'ail. Il paraît même qu'on arrive à expulser les vers en appliquant sur le ventre des compresses imbibées d'un liniment préparé avec deux ou trois cuillerées d'huile d'olive et deux gousses d'ail pillées.

C'est en lavement, sous forme de décoction, que l'ail agit le mieux contre les oxyures qui séjournent à la partie inférieure du tube intestinal.

L'ail ne convient pas aux personnes atteintes de maladies de peau ; sous son influence, on voit les dartres s'étendre et s'irriter.

5 — AIRELLE

L'airelle, que l'on appelle aussi *Raisin des bois*, à cause de ses fruits, croît parmi les bruyères. On le trouve communément dans les montagnes du Lyonnais.

Ses tiges s'élèvent de 60 à 65 centimètres environ, sont droites, ligneuses et rameuses. Les branches sont disposées alternativement. Ses fruits sont propres à rougir les vins blancs et l'abondance du suc augmente encore la force de la liqueur. Quoique cette falsification ne soit pas bonne, il serait à désirer que ce fût la plus dangereuse de toutes celles que la mauvaise foi met en pratique.

6 — ALCHEMILLE VULGAIRE

On désigne souvent l'Alchemille vulgaire par les noms de *Patte-de-lion*, *Patte-de-lapin* et de *Porte-rosée*.

Sa tige est branchue et dressée, ses feuilles sont grandes et dentelées, elle retiennent facilement une goutte de rosée ou de pluie, ce qui leur a valu le nom de porte-rosée.

On emploie cette plante comme vulnéraire, à la dose de 100 grammes de plante par litre d'eau.

7 — ALLELUIA (OXALIS)

Cette plante est appelée vulgairement *Alleluia* parce qu'elle fleurit vers le temps de Pâques.

On l'appelle aussi *Pain à coucou* parce que le coucou

en mange et c'est à cette époque qu'il commence à se faire entendre.

Les tiges sont courtes et ne s'élèvent pas au-dessus de 8 ou 10 centimètres. L'Alleluia fleurit au printemps ; ses fleurs sont blanches ou écarlates et naissent solitaires dans les aisselles des feuilles.

C'est une plante très rafraîchissante et digestive. On ordonne l'alleluia dans les maladies des reins et du foie lorsque les viscères sont menacés d'inflammation et que l'on soupçonne les glandes de s'obstruer.

Le cataplasme de feuilles pilées passe pour un spécifique pour guérir les loupes, soit en les fondant, soit en les faisant percer. Il faut appliquer ce cataplasme et le renouveler deux fois par jour, jusqu'à complète guérison.

———

8 — ALOÈS COMMUN

L'Aloès croît dans les pays chauds, en Sicile et en Italie. Dans nos climats, on le conserve en serres chaudes. On n'emploie en médecine que le suc épaissi que l'on retire de cette plante.

C'est un purgatif qui a une propriété particulière ; si on le prend l'estomac vide, il purge peu et cause beaucoup de tranchées, au lieu que, si l'on mange immédiatement, on obtient l'effet désiré. L'Aloès convient dans les maladies chroniques, dans la mélancolie, dans les maladies de la lymphe et de la bile engagée par l'épaississement. Toutefois, ce purgatif est nuisible dans les maladies qui affectionnent le sang, dans la grosesse, dans les maladies des reins, de la vessie, des intestins, les crachements de sang, parce qu'il excite un trop grand mouvement dans les vaisseaux sanguins.

---

9 — DOUCE AMÈRE

Cette plante se trouve dans les haies et dans les bois ; elle croît naturellement en assez grande quantité pour qu'il ne soit pas nécessaire de la cultiver. Ses tiges sarmenteuses s'élèvent en s'attachant aux corps environnants.

Toutes les parties de cette plante présentent une saveur amère qui laisse un arrière goût sucré.

L'usage en médecine de la Douce Amère est presque abandonné.

On en prescrit les feuilles en cataplasmes sur les tumeurs inflammatoires, les clous et les panaris.

10 — ANANAS

Cette plante, naturelle aux Grandes Indes, se trouve aussi dans les possessions de Saint-Domingue, La Martinique etc. On la rencontre dans les bois, néanmoins on la cultive.

Toutes les espèces d'Ananas ont, plus ou moins, les mêmes vertus. Le fruit est la seule partie dont on fasse usage ; c'est à la fois un aliment agréable et un remède utile. Il facilite la digestion sans la précipiter, il fortifie le cœur et réveille les esprits engourdis.

Il est diurétique et emménagogue.

On emploie le sirop d'Ananas contre la coqueluche des enfants. Bon nombre d'auteurs prétendent que l'Ananas a de grandes vertus ; il est fâcheux que ce soit un remède si cher en Europe.

11. — ANGÉLIQUE

L'Angélique, que l'on a adoptée pour la culture, croît naturellement dans les Alpes. On la cultive partout ; elle veut une terre grasse et humide, cependant elle réussit à se propager, même sans culture, dans une terre sablonneuse et sèche.

Sa tige atteint jusqu'à 2 mètres de hauteur. Ses feuilles sont grandes et dentées et ses fleurs blanches sont placées à l'extrémité des tiges et des rameaux.

C'est en automne que l'on récolte les racines. On les emploie, en décoction, à la dose de 20 à 25 gr. par litre d'eau. Cette décoction est sudorifique, cordiale, apéritive et vulnéraire.

12. — ANIS

L'Anis, originaire de l'Egypte, est cultivé dans nos jardins comme plante médicinale. On la reconnaît à son odeur aromatique très prononcée et à sa saveur un peu piquante.

Le fruit de cet arbuste est utile comme stomachique et digestif ; on l'emploie aussi avec succès contre les coliques, l'enrouement et l'asthme.

On l'emploie en infusion, à la dose de 5 grammes par

litre d'eau. Il calme les coliques des petits enfants. On administre l'infusion en mélangeant par moitié avec le lait.

---

13 — ARGENTINE (POTENTILLE)

On rencontre cette plante le long des fossés et des chemins. On la nomme vulgairement *Bec d'oie* ou *Potentille*. Ses feuilles sont dentelées et recouvertes d'un duvet argenté. Ses fleurs jaunes sont toujours solitaires.

On récolte la plante en toute saison.

On l'emploie en décoction, à la dose de 25 gr. par litre d'eau, dans la diarrhée.

---

14 — ARMOISE OU HERBE DE SAINT-JEAN

L'Armoise se trouve dans les terrains incultes; elle croît également dans les terres maigres et fortes. Les tiges sont droites, fermes, cylindriques, cannelées, légèrement velues, rougeâtres, moëlleuses et rameuses.

Ses fleurs jaunâtres poussent aux rameaux supérieurs et ressemblent à de petits grelots. On les récolte aux mois de juillet et août, à l'époque de la floraison et on les fait sécher à l'ombre. On les emploie à la dose de 25 à 30 grammes par litre d'eau. Elle est très utile pour rappeler les règles, surtout quand elles ont été supprimées par un refroidissement brusque.

---

15 — ARNICA

L'Arnica est une espèce de Doronic qui croît dans les climats septentrionaux et que l'on rencontre dans les Alpes.

Sa tige est haute de 25 à 40 centimètres, elle est ronde et un peu rameuse, ses feuilles sont allongées, ovales et velues, ses fleurs jaunes sont assez grandes, solitaires et placées au sommet des tiges.

L'Arnica a joui du plus grand crédit pendant un temps. Ses vertus n'ont pas été contestées, elles n'ont pas diminué ; néanmoins, on l'emploie peu actuellement. Nous ne demanderons pas pourquoi les végétaux sont si négligés dans la médecine, la réponse est prévue : l'inconstance naturelle des hommes et la mode, qui exerce son empire sur les remèdes comme sur les habits.

Toutes les parties de l'Arnica sont d'un excellent usage. Les feuilles desséchées sont fumées dans certaines contrées, principalement dans les Vosges et dans la Savoie. L'action de la plante se porte surtout sur le système nerveux ; elle est vulnéraire, sternutatoire et fébrifuge.

Les feuilles et les fleurs sont employées en infusion à la dose de 10 à 25 grammes par litre d'eau. Elles sont très utiles dans le typhus et les fièvres de marais. La racine, qui se récolte en septembre, est employée en décoction, à la dose de 10 à 15 gr. par litre d'eau.

Elle est très utile dans les blessures, les coups, ceux reçus à la tête surtout.

---

16 — ARROCHE FÉTIDE

Cette plante, que l'on nomme aussi *Vulvaire*, croît dans les jardins et les terrains cultivés.

Les tiges s'élèvent à 22 cent., elles sont cylindriques, herbacées et rameuses.

Elle est antihystérique et emménagogue ; on l'ordonne aussi dans les coliques venteuses.

L'infusion se fait à la dose de 5 à 10 grammes.

---

17 — AUNE

L'Aune, que l'on appelle en différents lieux *Aunette verne*, est un arbre utile à la vie agraire. On en cultive partout où l'on peut se procurer un sol propre à son accroissement.

Les feuilles d'Aune, encore couvertes de rosée, mises sur le plancher, passent pour être propres à faire mourir les puces, ou au moins à les chasser.

---

18 — AUNÉE

L'Aunée croît principalement dans les jardins. Sa racine est grosse, charnue, blanche en dedans, brune en dehors.

Sa tige s'élève d'environ 1 mètre 20 centimètres ; elle est droite, cannelée, et peu rameuse; les rameaux portent le même caractère que la tige.

Ses fleurs sont solitaires au sommet de la tige et d'une couleur jaune.

Sa racine est la partie d'usage ; on l'emploie fraîche dans les apozèmes béchiques, à la dose de 15 à 30 grammes par litre d'eau.

Donnée en décoction, dans l'eau commune, ou en apozème, elle soulage les pulmoniques et facilite l'expectoration aux asthmatiques.

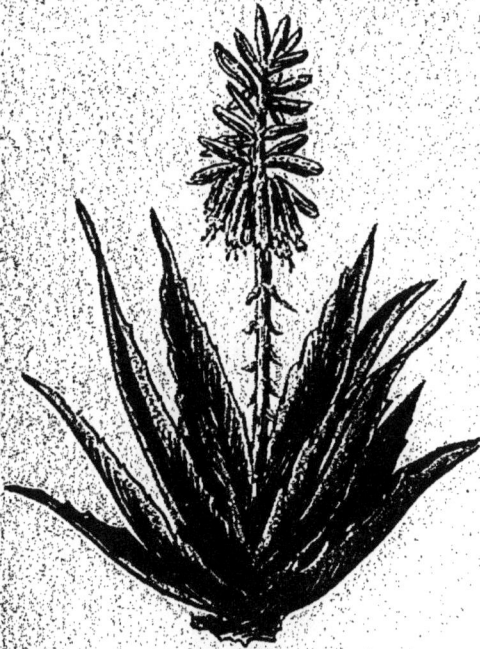

Aloès commun

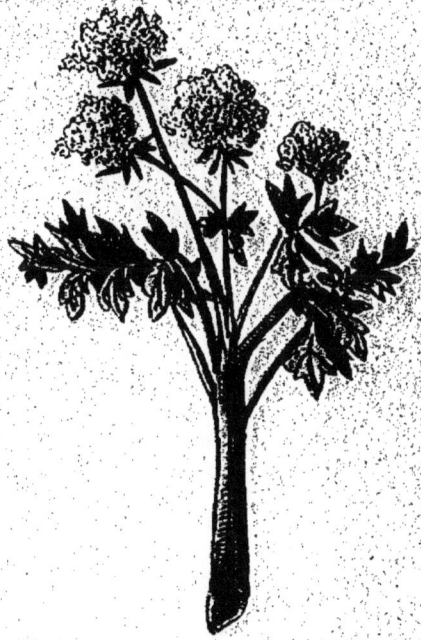

Angélique

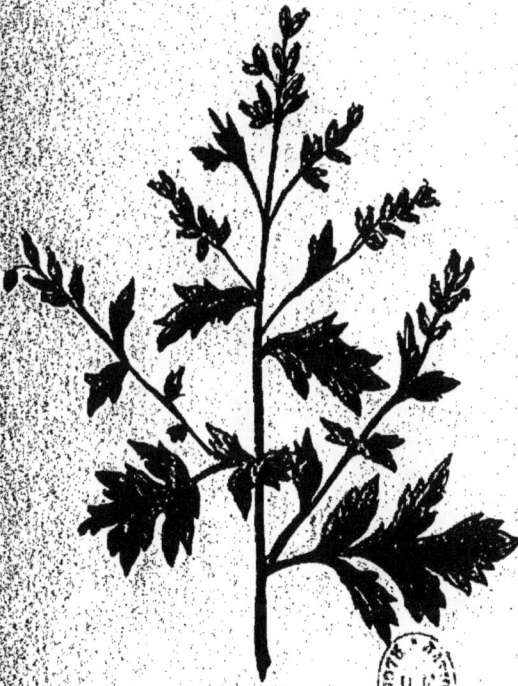

Armoise

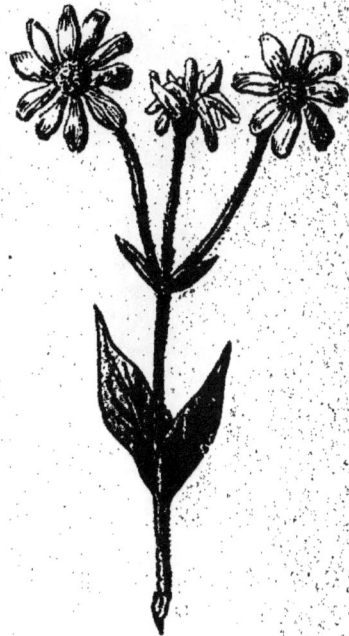

Arnica

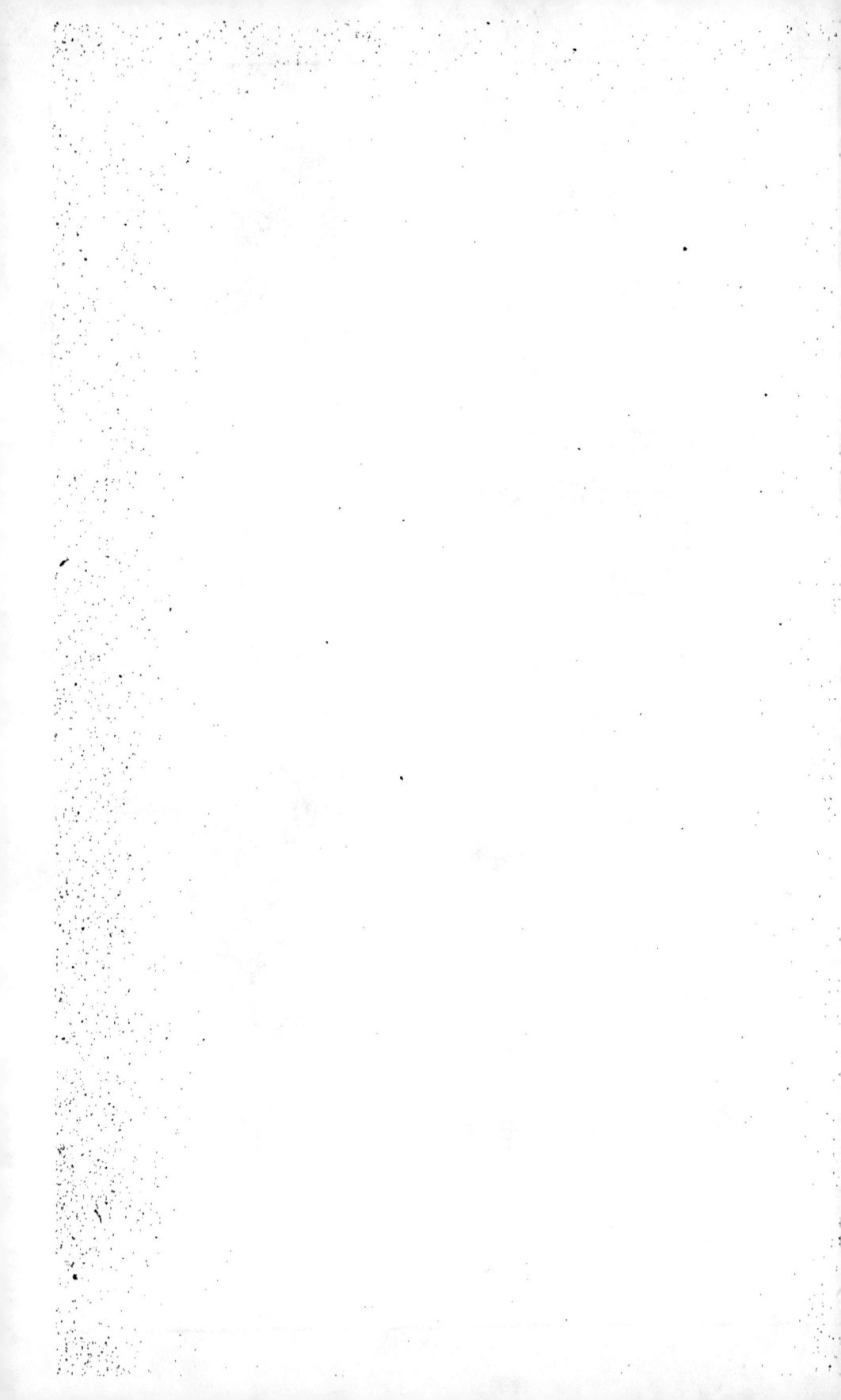

19 — BENJOIN FRANÇAIS OU IMPÉRATOIRE

Cette plante croît principalement en Auvergne et particulièrement sur le Mont-d'Or. Sa racine est un pivot ligneux garni de fibres fortes et rameuses.

Les fleurs naissent au sommet des tiges et dans l'aisselle des feuilles. Elles sont disposées en ombelles.

On l'emploie avec succès dans les coliques venteuses, dans l'asthme et dans l'épilepsie des enfants. L'infusion est d'une demi-poignée de feuilles dans une pinte de vin, donnée à jeun, à la dose d'un petit verre pour les enfants et à dose proportionnée pour les adultes. Le Benjoin passe pour anti-scrofuleux et fébrifuge.

———

20 — BERBERIS COMMUN

On rencontre cet arbuste rameux dans les haies, le long des bois, et au voisinage des fermes.

Ses tiges sont droites et hautes de 1 à 2 mètres : son écorce est grisâtre ; ses feuilles, veinées en dessous, à dents aiguës sur les bords et apposées les unes aux autres, sont d'une odeur fade et désagréable.

La racine est légèrement purgative ; on l'emploie à la dose de 8 gr. par litre d'eau.

———

21 — BERCE

La Berce, qui est aussi connue sous le nom de *Fausse branche Ursine*, est encore appelée dans quelques contrées *Patte d'Oie*, à cause de la forme de ses feuilles.

Sa tige est assez haute, creuse, velue, et rameuse à sa partie supérieure. Les feuilles sont grandes et sortent de terre. Sa racine est grosse et blanche. Le suc jaunâtre que l'on retire de la racine est âcre et a un goût amer.

Les feuilles et les racines de la Berce sont employées, en médecine, pour résoudre les enflures et humeurs.

---

22 — BÉTOINE

Cette plante est aussi commune qu'elle est utile. Elle est cependant plus abondante dans les bois que partout ailleurs. Ses tiges, hautes de 30 à 40 centimètres sont carrées et velues, ses feuilles allongées et dentées. Ses fleurs, formant des épis à l'extrémité des tiges, sont de couleur rougeâtre et fleurissent en juillet.

Les racines sont émétiques et purgatives. La plante entière ne peut être employée comme vulnéraire. L'infusion des feuilles de Bétoine se fait avec 5 à 10 grammes.

---

23 — BOUILLON BLANC

Cette plante croît sur les vieux murs, les tas de débris et sur les remblais des chemins de fer. Sa tige est droite et haute de 80 centimètres à 1 mètre.

Ses fleurs apparaissent dans le courant de juillet ; elles sont jaunes et légèrement aromatiques.

L'infusion de fleurs de bouillon blanc se fait à la dose de 20 à 30 grammes par litre d'eau. Il faut avoir soin de la passer à travers un linge, car les petits poils qui garnissent la queue des fleurs, s'arrêteraient dans la gorge et provoqueraient la toux.

Le Bouillon blanc est un excellent expectorant, très utile dans les catarrhes et les bronchites.

---

24 — BOULEAU

Cet arbre se plaît dans les terrains humides. Sa hauteur est médiocre ; il devient arbre ou buisson selon les lieux.

La sève est une excellente boisson qui est très utile dans la jaunisse, la gravelle et la pierre de la vessie. La dose est d'un verre par jour.

---

25 — BOURGEONS DE SAPINS

C'est du sapin connu de tout le monde que nous parlons. Cet arbre croît sur les chaînes de montagnes et dans les terrains pierreux ; on en trouve partout en Europe. C'est des jeunes pousses dont on se sert en médecine sous le nom de *Bourgeons de Sapin*.

L'infusion se fait à la dose de 50 gr. par litre d'eau dans les affections catarrhales des bronches et de la vessie.

---

26 — BOURRACHE

Cette plante croît dans les lieux cultivés ; elle se sème d'elle-même.

Sa tige, haute de 25 à 30 centimètres, est couverte de poils rudes et ses fleurs sont bleues ou blanches, rare-

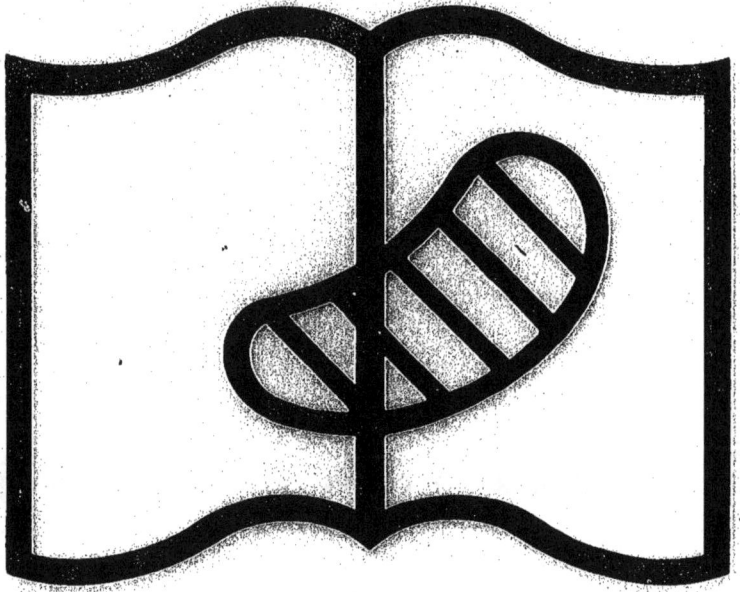

ment roses, disposées en bouquets au sommet des rameaux supérieurs. La Bourrache demande des soins pour la récolte ; elle doit être séchée à l'air pendant la belle saison d'été.

Les services que cette plante est à même de rendre tous les jours sont incontestables. L'infusion des feuilles et la décoction des fleurs et des jeunes tiges se font à la dose de 8 gr. par litre d'eau.

Dans les inflammations de poitrine, le rhume, la bronchite, la pneumonie, comme diaphorétique ; dans les fièvres exanthématiques (rougeole, variole, scarlatine) et le rhumatisme comme diurétique, à cause du nitre qu'elle contient ; dans les fièvres à éléments bilieux et inflammatoires.

---

27 — BRUYÈRE

Cet arbrisseau croît dans les terrains incultes et arides. Les fleurs naissent au sommet des tiges, des rameaux et dans les aisselles, vers le sommet, quelquefois solitaires, souvent disposées en grappes.

On en fait des décoctions et on en tire une eau distillée qui s'emploie pour les maladies inflammatoires des yeux.

---

28 — BRYONE (POISON)

Cette plante, appelée aussi *Vigne blanche*, se trouve dans les haies, dans les bois et dans les buissons ; toujours dans une terre profonde et grasse, elle fleurit pendant tout l'été et donne des baies rouges à leur maturité

Les feuilles palmées, en forme de cœur, sont alternativement placées sur les tiges.

Le suc de la racine de Bryone blanche est un puissant moyen pour dompter les douleurs rhumatismales.

La Bryone est un violent poison à la dose de 20 centigrammes.

---

29 — BUGLE

Le Bugle se rencontre particulièrement dans les prés et dans les endroits ombragés. Toute la plante a une saveur amère; elle s'ordonne en infusion, elle entre dans les apozèmes et les potions vulnéraires.

On l'emploie contre les hémorragies, les crachements de sang et les ulcères internes, à la dose de 20 à 30 grammes de sommités fleuries par litre d'eau.

---

30 — CAFÉ

Le Café est originaire de l'Arabie, mais on le cultive dans la plupart de nos colonies. Nous ne parlerons que du grain; c'est d'ailleurs la seule partie de l'arbre dont on fasse usage dans nos climats.

Les vertus du Café sont connues de presque toutes les nations de l'univers ; mais l'abus qu'on en fait les rend, pour ainsi dire, superflues et, de nos jours, il sert plus la sensualité que la médecine. Aussi indiquerons-nous plutôt les personnes qui doivent en faire usage et celles qui doivent s'en abstenir que de nous étendre sur ses propriétés.

Les personnes vives, maigres, épuisées, les pulmoniques celles qui sont sujettes aux insomnies doivent s'en interdire l'usage ou tout au moins n'en user qu'avec modération, au lieu que les personnes replètes, pitui-teuses, sujettes à la migraine en usent avec avantage.

Le Café est propre à abattre les vapeurs du vin, à apaiser les maux de tête, à adoucir les renvois aigres à fortifier l'estomac et le cerveau ; il accélère la diges-tion et provoque les écoulements périodiques; mêlé avec le lait ou la crème, il devient moins actif et plus nourrissant.

----

31 — CAMOMILLE ROMAINE

La Camomille croît en Espagne, en Italie et en France dans les pâturages secs et les terres sablonneuses.

Sa tige rameuse est couchée et se relève par l'ex-trémité des rameaux supérieurs.

La vraie camomille se reconnaît à son odeur carac-téristique, à la forme et à la grosseur des capitules, à ses fleurons petits, peu nombreux; tandis qu'ils sont grands, très nombreux et très longs dans les autres es-pèces.

Les propriétés toniques de cette plante sont mises à contribution dans les digestions difficiles, les crampes d'estomac, les coliques venteuses et la constipation.

On emploie les capitules en infusion, à la dose de 4 à 18 grammes par litre d'eau.

----

32 — CAMPHRÉE

La Camphrée croît dans nos provinces méridionales, en Espagne et autres climats de même température ; on la trouve dans les terrains incultes.

Ses racines, ainsi que ses tiges sont ligneuses ; toute la plante n'excède guère la hauteur de 30 centimètres.

Elle est très rameuse, la plupart des rameaux sont couchés à terre, néanmoins, ils pointent vers le ciel. Les feuilles sont disposées par paquets le long des rameaux ; elles sont entières, en forme d'alène et velues.

La plante doit son nom à l'odeur de ses feuilles, elles sentent un peu le camphre et sont âcres au goût.

On emploie ordinairement les feuilles et les branches vertes en infusion dans l'eau ou le vin blanc, ou en tisane, à la dose de 40 à 60 grammes dans 1 litre 1/2 d'eau ou bien en infusion théiforme. De quelque manière qu'on emploie cette plante, il est bon qu'elle conserve de la fraîcheur et de l'odeur aromatique. Elle est emménagogue, anti-asthmatique, expectorant, sudorifique. L'effet ordinaire de cette plante est de pousser à la transpiration et aux urines.

On l'ordonne dans l'hydropisie naissante, en aidant son usage continué par quelques purgatifs. Il est propre à exciter les écoulements périodiques, à affaisser les vapeurs, à détruire les vers ; on l'ordonne aussi dans les pâles couleurs et dans l'asthme.

---

33 — CAMPHRIER

Le Camphrier est originaire du Japon. Dans nos climats, on le conserve en serre chaude. C'est un arbuste dans le genre du laurier ; il atteint parfois 2 mètres de hauteur. Son écorce est grise et un peu rude.

Le Camphre, cette substance résineuse et aromatique qu'on emploie en médecine, est une huile qui coule naturellement ou par incision du Camphrier et qui concrète par le contact de l'air.

On nous l'apporte par la voie du commerce.

Il faut la choisir blanche, transparente, nette, d'une odeur forte et pénétrante, s'enflammant très facilement.

Le Camphre se dissout dans l'eau-de-vie, dans l'esprit de vin et dans l'huile.

On l'emploie dans les lavements hystériques. Voici comment on procède, d'après le savant Chomel : on allume un morceau de Camphre et on l'éteint à 8 ou 10 reprises dans le lavement préparé ou même dans un lavement d'eau simple. Le Camphre, dissout dans l'huile d'amandes douces à poids égal, est utile dans un grand nombre de maladies des yeux. Il est calmant, résolutif, atténuant; il dissipe les brouillards occasionnés par l'épaississement des humeurs. On frotte les paupières et les environs de l'œil tous les jours avec cette huile camphrée.

Dissout dans l'huile, le Camphre est bon tonique dans les rhumatismes et dans la sciatique.

L'eau-de-vie ou l'esprit de vin camphrés sont d'utiles agents contre la gangrène. Le Camphre est propre à calmer les vapeurs hystériques et favorise les écoulements périodiques; il est narcotique, il procure le sommeil ; on l'ordonne à la suite des fièvres malignes pour réparer les forces épuisées ; il aide la respiration et réveille l'esprit. On l'applique sur le nombril et on le fait respirer aux hystériques.

On prétend même qu'enveloppé en nouet et suspendu

au cou des enfants, le camphre guérit les fièvres intermittentes.

Une des propriétés physiques du camphre, c'est qu'une fois allumé, il conserve sa flamme sur l'eau jusqu'à ce qu'il soit complètement consommé.

---

34 — CANNELIER

Le Cannelier croît particulièrement dans l'île de Ceylan. Cet arbre s'élève à la hauteur de nos pommiers. Le bois est couvert de deux écorces.

La supérieure est dure et grisâtre, ce n'est pas celle-là dont on fait usage. La seconde, qui est roussâtre, mince et ligneuse, se sépare aisément de la première ; c'est celle-ci qui fait l'objet de la récolte.

On la fait sécher au soleil après l'avoir recueillie et elle se roule par le desséchement telle que nous la voyons dans le commerce. C'est cette forme constante qu'elle prend en séchant qui lui a valu le nom de *Cannelle*, qui est en français un diminutif de canne.

L'écorce du Cannelier, vulgairement appelée *Cannelle* est d'un usage journalier dans la médecine et les aliments. Elle est propre à fortifier le cœur et le cerveau, à rétablir les fonctions de l'estomac, à ranimer le mouvement du sang, à exciter les écoulements périodiques et apaiser les vapeurs hystériques : elle arrête la dissenterie, facilite l'expectoration dans l'asthme, dissipe les vents, apaise les douleurs de la colique, adoucit la toux opiniâtre : on l'ordonne aussi dans les maladies du bas-ventre.

35 — CAPILLAIRE

Le Capillaire de Montpellier se rencontre généralement dans les lieux humides et pierreux. Le Capillaire du Canada a les frondes plus grandes que celles du Capillaire de Montpellier.

L'odeur de fougère que possèdent ces deux Capillaires, leur saveur légèrement aromatique, leurs propriétés un peu mucilagineuses et faiblement astringentes les ont fait considérer comme des stimulants convenables dans les affections catarrhales de l'organe respiratoire.

Les feuilles s'emploient à la dose de 10 à 20 gr. dans un litre d'eau coupée avec du lait ou sous forme de sirop à la dose de 30 à 40 grammes.

---

36 — CAPRIER

Cette plante est très vivace, et pourrait être regardée comme une espèce d'arbuste. Elle croît et se cultive facilement dans nos provinces méridionales. Elle se plaît au pied des murs, à l'exposition du midi. La racine est ligneuse et rameuse, couverte d'une écorce épaisse ; les tiges sont ligneuses, rondes et flexibles.

Les feuilles sont entières, épaisses, vertes à leur surface supérieure et plus pâles à l'inférieure.

Toutes les parties de la plante ont une saveur astringente et légèrement amère, l'écorce de la racine est amère et âcre ; cette écorce et les boutons confits ou Câpres sont d'usage.

L'écorce est diurétique et résolutive. On en fait des décoctions et des infusions dans l'eau et dans le vin à la dose de 30 grammes dans un demi-litre de liquide. On l'ordonne dans la rétention d'urine, dans les obstructions de la rate et des autres viscères. La décoction de toutes les parties de la plante est utile pour rappeler les écoulements périodiques.

Les Câpres, comme remède, sont apéritives ; elles excitent l'appétit, fondent les parties glaireuses qui occupent les premières voies et fortifient l'estomac.

---

37 — CARLINE OU CAMÉLÉON BLANC

On appelle encore cette plante *Chardonnette ;* elle croît dans les montagnes, en Languedoc, dans les Pyrénées, au Mont-d'Or et en Auvergne. Sa racine est un pivot charnu, ridé, garni de quelques fibres rameuses. La tige de cette plante est si basse qu'elle est pour ainsi dire nulle; ce n'est qu'un prolongement du collet de la racine. Les feuilles sont radicales, alternes, disposées en rayon et étendues à terre. La fleur est solitaire, au sommet de la tige.

On connaît plusieurs espèces de Carlines, qui ont les mêmes vertus. On n'emploie, en médecine, que la racine de celle-ci, il faut la choisir récente, grosse, bien charnue, brune en dehors, blanche en dedans, d'une forte odeur et d'un goût agréable.

Elle est cordiale, sudorifique, vermifuge et apéritive. On l'emploie, en infusion, à la dose de 4 à 8 grammes par litre d'eau

38 — CÉLERI

Le Céleri de nos jardins est un aliment digestif qui est préférable, pour les estomacs faibles, cuit que cru. Il est anti-scorbutique et sa racine est diurétique.

---

39 — GRANDE CENTAURÉE

La Grande Centaurée se plaît dans les montagnes ; on la trouve abondamment dans les Alpes, on la cultive dans les jardins, où elle réussit facilement.

Elle est très vivace ; sa racine est un pivot charnu et succulent. Les tiges s'élèvent à une hauteur de 1 mètre à 1 mètre 20 centimètres, elles sont droites, cylindriques, fermes, cannelées et rameuses.

Les fleurs naissent au sommet de la tige et des rameaux assez communément deux à deux, soutenues par des pédicules longs, droits, fermes, cylindriques et cannelés.

La fleur se compose d'un amas de fleurons d'une couleur légèrement rose.

La racine de cette plante a une saveur amère et un peu âcre. C'est la seule partie de la plante dont on fait usage. Elle entre dans les décoctions et dans les infusions vulnéraires et astringentes, à la dose de 4 grammes, ou réduite en poudre dans le vin ou autre liqueur convenable, à la même dose.

On l'ordonne dans les coups de sang, dans les hémorragies et dans les cours du ventre. La grande Centaurée fleurit en mai et en juin.

40 — PETITE CENTAURÉE

On la trouve généralement le long des chemins, dans les prairies, dans les bois et un peu partout. Ses petites fleurs roses, disposées en bouquet à l'extrémité de la tige s'ouvrent en même temps que le soleil se lève.

La tige est mince et haute de 25 à 30 centimètres.

C'est vers le mois d'Août que l'on récolte les sommités fleuries, que l'on fait sécher à l'ombre.

La petite Centaurée est un remède précieux pour les convalescents affaiblis par les longues maladies. Elle est aussi très souveraine contre les fièvres intermittentes. L'infusion se fait à la dose de 10 à 20 gr. par litre d'eau.

41 — CERFEUIL

C'est une plante dont la saveur aromatique est très prononcée et qui, pour cette raison, entre dans un grand nombre d'assaisonnements; on cultive deux variétés de cerfeuil; l'un est frisé, l'autre ne l'est pas.

Le potage au cerfeuil est très salutaire et rafraîchissant.

42 — CHARDON BÉNIT

Le Chardon bénit croît dans toute la région des oliviers ; cette plante a le port d'un buisson rabougri ; sa tige haute de 1 mètre 35 c. est tortueuse, noueuse, ainsi que les branches ; ses feuilles, courtement pétiolées, arrondies ou cordées à la base, se terminent en pointe

au sommet et présentant latéralement des dents iné-
gales, luisantes en dessus, pubescentes et ternies en
dessous, tombent à l'automne.

Le Chardon Bénit est un médicament que son amer-
tume permet d'utiliser dans les fièvres intermittentes
légères, les fièvres éruptives avec atonie, les fièvres
continues; so action tonique lui assure un emploi
dans l'anore ic la dyseptie. L'infusion se fait à la dose
15 à 50 grammes par litre d'eau.

---

43 — CHÉLIDOINE (POISON)

On rencontre la Chélidoine dans le pied des vieux
murs et dans les haies. On la nomme aussi *Éclaire* et
Sologne.

On la pile et on l'applique en cataplasme sur les
plaies mauvaises et les meurtrissures.

---

44 — CHICORÉE SAUVAGE

La Chicorée sauvage se trouve dans les prairies et
le long des chemins. Sa racine est assez grosse et de
couleur blanc jaunâtre.

Ses feuilles, d'un vert sombre, sont allongées et
dentelées; on les récolte vers le mois de juin, et les
racines en septembre.

La chicorée est purgative, tonique et fébrifuge.

Les feuilles et les racines s'emploient, en décoction
à la dose de 35 à 45 grammes par litre d'eau.

45 — CHIENDENT

Le Chiendent se rencontre dans tous les pays d'Europe ; on le trouve dans les jardins, dans les champs et dans les haies. Il est très utile dans les maladies inflammatoires, soit seul ou avec de la réglisse.

On le récolte en automne, on le bat pour faire tomber la terre et on le fait sécher. La décoction est de 15 à 30 grammes par litre d'eau. Son nom de Chiendent lui vient de ce que les chiens recherchent cette plante, qui les purge ; aussi en mangent-ils avec avidité.

---

46 — CIGUË AQUATIQUE (POISON)

La Ciguë aquatique se trouve dans les marais. Ses tiges s'élèvent à la hauteur d'un mètre ; elles sont cannelées, creuses et rameuses.

Il est des terrains où cette plante prospère d'une façon prodigieuse. On ne peut la regarder que comme vénéneuse.

---

47 — CIGUË (POISON)

La Ciguë des jardins a une très grande ressemblance avec le persil, et souvent sa croissance dans le même terrain amène de fâcheuses méprises, qui ont eu souvent leur dénouement fatal. L'empoisonnement par la Ciguë provoque les sueurs et les urines. L'emploi du tannin, dans l'eau sucrée, est recommandé.

48 — CIRCÉE OU HERBE DE SAINT-ÉTIENNE

La Circée, que l'on appelle aussi *Herbe aux Magiciennes*, croît particulièrement dans les bois.

Les tiges s'élèvent d'environ 35 centimètres. Elles sont droites, cylindriques, rameuses et velues. La tige est articulée, ainsi que la racine ; c'est de chaque articulation que sortent les feuilles, lesquelles sont opposées et disposées en croix.

Les fleurs naissent au sommet de la tige et des branches. Toute la plante est utilisée, sous forme de cataplasmes, pour les hémorroïdes.

---

49 — CITROUILLE

Cette plante potagère, bien connue de tout le monde, de couleur jaune à sa maturité, a non seulement un emploi dans les ménages, mais ses graines sont très utiles pour détruire le ver solitaire ou ténia. On fait manger les graines aux enfants qui sont atteints de cette mauvaise maladie.

---

50 — COCHLÉARIA OFFICINAL

Le Cochléaria officinal, vulgairement appelé *Herbes aux Cuillères*, croît communément sur les bords de la mer, dans les Pyrénées, sur les côtes de France, et quelquefois dans les jardins. Sa racine est blanche, un peu épaisse, droite et fibrée ; ses fleurs, qui paraissent en avril, sont composées de quatre pétales blancs disposés en croix.

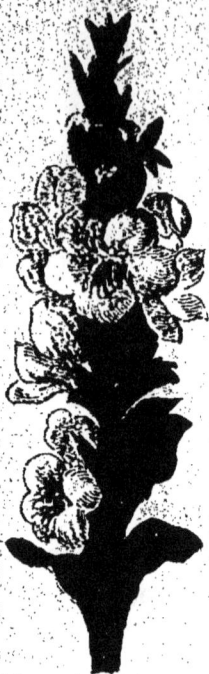

Bouillon blanc

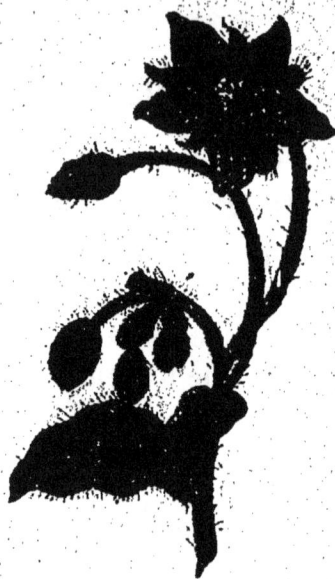

Bourrache

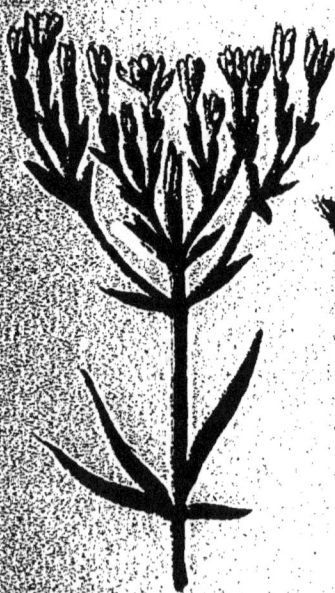

Petite Centaurée

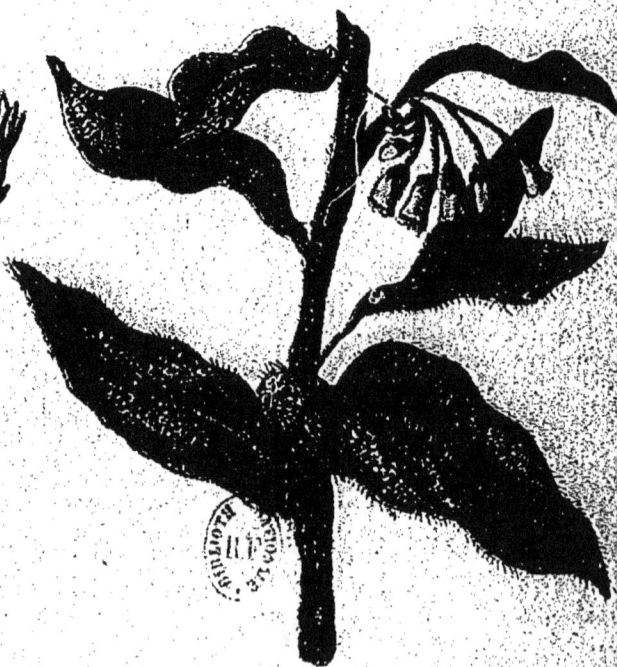

Grande Consoude

On réussit très bien à guérir le scorbut en mêlant
le suc de Cochléaria avec celui de l'oseille ; il passe
partout pour un puissant stimulant et un des meilleurs
anti-scorbutiques.

On en mâche les feuilles qu'on peut aussi manger
comme du cresson.

---

51 — COLOQUINTE

La Coloquinte nous vient des pays orientaux. Dans
nos climats elle réussit difficilement.

Le fruit de la Coloquinte est une baie presque sphérique, lisse ; l'écorce est mince et coriace, elle renferme
une moëlle blanche qui constitue la pulpe.

La Coloquinte est très employée en médecine ; on
on fait usage de la pulpe, des fruits et des semences.
Les semences sont huileuses, douces, émulsives et
rafraîchissantes. Le fruit est un violent purgatif, qu'on
n'emploie qu'avec circonspection. On l'ordonne en
décoction à la dose de un gramme jusqu'à trois.

En lavement, dans les maladies désespérées comme
l'apoplexie, on l'ordonne jusqu'à 6 grammes. La pulpe
séchée et pulvérisée se prescrit à la dose depuis 1/4 de
gramme jusqu'à un 1/2 gramme. La Coloquinte est
utile dans les maladies rebelles, l'apoplexie, la léthargie,
l'hydropisie, l'asthme humide, l'épilepsie, les fièvres
intermittentes et rebelles, la variole, le rhumatisme,
la sciatique et la colique violente.

On emploie rarement la Coloquinte seule et sans
préparation. On la réduit en poudre en l'arrosant

d'huile d'amandes douces de crainte que les parties les plus subtiles n'incommodent ceux qui la préparent.

L'usage de cette plante est propre dans la colique minérale, appelée vulgairement colique des peintres, maladie à laquelle sont sujets plusieurs sortes d'ouvriers qui travaillent les métaux ou qui emploient ou broient en quantité des couleurs tirées des métaux.

---

52 — GRANDE CONSOUDE

On trouve principalement cette plante le long des fossés, des rivières et dans les prés humides. Sa tige épaisse, assez forte et couverte de poils raides, atteint la hauteur de 50 à 60 centimètres.

Ses feuilles, grandes et velues, ont assez de ressemblance avec des feuilles de tabac. Ses fleurs sont jaunes, rouges ou blanches et penchent toutes du même côté. On emploie les racines en décoction, à la dose de 25 à 35 grammes par litre d'eau, dans les diarrhées, les crachements de sang et la dyssenterie.

La racine fraîche de grande Consoude, rapée et appliquée sur une brûlure ou une entorse, en calme la douleur promptement. Employée de la même manière sur les crevasses des seins et des points de côté, elle les guérit rapidement.

---

53 — COQUELICOT

Cette plante se trouve principalement dans les champs de blé et dans les terrains fraîchement remués. Sa tige est droite et rameuse, haute de 25 à 50 centimètres.

Les fleurs du Coquelicot sont d'un rouge éclatant.

Les pétales, la partie usitée, s'emploient dans les catarrhes pulmonaires, la coqueluche et les angines, à la dose de 5 grammes par litre d'eau en infusion.

54 — CORIANDE

La Coriandre est originaire des pays chauds. Sa tige est droite, glabre et ordinairement rameuse; ses feuilles inférieures sont deux fois ailées avec des fioles larges. Les fleurs sont blanches et légèrement rosées. On cultive aisément la Coriandre dans les jardins et elle se trouve naturellement dans le midi de la France.

Quand elle est en végétation, elle répand une odeur désagréable qui donne des maux de tête et des nausées à ceux qui traversent les terres où elle croît. Les semences de la Coriandre, avant leur maturité, ont une odeur infecte ; elles sont au contraire parfumées lorsqu'elles sont desséchées, leur saveur est aromatique, on s'en sert pour parfumer les eaux dentifrices.

55 — CRESSON

Le Cresson de fontaine se trouve communément au bord des ruisseaux, dans les fontaines et aux environs des sources.

Il est utilisé comme dépuratif, anti-scorbutique et sudorifique. On le mange en salade, vert ou en branches, sans assaisonnement, ou on l'administre sous forme de sirop.

56 — CUSCUTE

La Cuscute est une plante qui ne tire point sa substance de la terre directement, il lui faut un suc déjà élaboré par des organes végétaux. C'est un parasite qui ne vit qu'aux dépens de diverses plantes dont il ravit la substance même.

On la trouve sur la ronce l'ortie, le houblon et le lin.

Cette plante s'appelle « *Cuscuta* » ; ce nom lui a été donné parce qu'elle ne possède ni racines ni feuilles.

Cette plante est apéritive, emménagogue; on l'emploie en infusions et décoction, à la dose de 5 à 10 gr. dans 1/2 litre d'eau. Elle entre dans les décoctions laxatives, apéritives et hépatiques; elle est propre aux maladies du foie et de la rate, à celles de la peau et dans l'hydropisie; elle excite l'urine et favorise les écoulements périodiques.

---

57 — CYNOGLOSSE

Cette plante se trouve par toute l'Europe, elle croît dans les lieux incultes, au bord des chemins et dans les bois. Sa racine est un pivot fusiforme, garni de quelques fibres peu rameuses.

Ses tiges s'élèvent de 70 à 80 centimètres, elles sont droites, cannelées, creuses, couvertes d'un poil lanugineux et rameuses.

Les racines, cuites et pilées, s'appliquent utilement sur les tumeurs scrofuleuses.

58 — CYPRÈS

Le Cyprès ne croît que dans les pays essentiellement chauds. Le fruit est la partie dont on fait ordinairement usage en médecine, on l'appelle *Noix de Cyprès* ou *Gabbule*.

Elle est très astringente, on la réduit en une poudre que l'on prescrit à la dose de 4 grammes dans un verre de vin blanc. Avec la poudre de feuilles séchées et mêlée avec du gros vin, on fait des cataplasmes pour guérir les hernies. Tous les jours, on applique un nouveau cataplasme sur la partie affligée.

Le même remède, suivant Hollier et autres auteurs, est propre pour les tumeurs scrofuleuses.

---

59 — DENTELAIRE

La Dentelaire, que l'on appelle aussi l'*Herbe au Cancer*, croît dans les provinces méridionales de la France. Elle pousse dans les terrains arides et stériles, ses feuilles sont simples, ses fleurs roses, blanches ou bleues, se formant en épi à l'extrémité de la tige.

On tire avantage de la vertu caustique du *Plumbago* pour guérir les cancers invétérés et sensés incurables par leur adhérence à des parties osseuses.

On fait infuser les feuilles dans l'huile d'olive, on applique ce remède trois fois par jour sur les ulcères chancreux, jusqu'à ce que l'escarre noire soit encroutée pour que le malade ne souffre plus de vives douleurs par cette application, ce qui mène à quinze jours.

La racine est salivaire ; on la tient dans la bouche pour soulager les maux de dents.

———

60 — DIGITALE POURPRÉE (POISON)

Quoique la Digitale pourprée soit un violent poison, elle est un excellent remède, assez utilisé en médecine. Elle pousse dans les bois, les montagnes et sur les bords des chemins. Sa tige, haute de un mètre, est d'un vert grisâtre et couverte d'un duvet argenté. Ses fleurs, de couleur pourpre, en forme de cloche, pendent toutes du même coté ; elles ont à peu près la forme d'un doigt de gant. On emploie la poudre des feuilles deux fois par jour, le matin et le soir, à la dose de 1 à 2 centigrammes pour les palpitations et les douleurs au cœur.

On doit récolter les feuilles par un temps sec et les faire sécher aussitôt.

———

61 — ÉPURGE

L'Épurge, que l'on appelle aussi *Catapuce*, est indigène dans presque toute l'Europe. On la rencontre plus communément en Italie qu'ailleurs ; elle croît aux bords des chemins. Il ne pousse ordinairement qu'une tige qui s'élève à la hauteur de 60 à 70 centimètres.

Son port est droit ; cependant elle serpente légèrement vers le sommet, elle est cylindrique, lisse, rameuse vers le sommet seulement et remplie d'un suc laiteux dont nous parlerons ci-après.

Les fleurs naissent au sommet de la tige et des branches ; elles sont assez souvent solitaires.

Le fruit de l'Épurge est une capsule à trois loges et à six valves. Chaque loge contient une semence. Cette semence est ovale, arrondie à sa surface extérieure, et un peu anguleuse à sa face inférieure.

Le suc laiteux dont nous parlions tout-à-l'heure sort de la plante par incision. Il est âcre, brûlant et caustique. Toute la plante est utile en médecine ; elle est émétique, hydrogogue.

C'est un purgatif violent qui ne convient qu'à des tempéraments très robustes ou dans les maladies rebelles ; on emploie l'écorce de la racine infusée dans le vinaigre pendant vingt quatre heures, à la dose de 14 grammes, suivant la constitution.

La semence d'Épurge est un purgatif assez familier aux gens de la campagne, à la dose d'un demi-gramme.

L'Épurge s'emploie intérieurement dans les obstructions des viscères, dans l'hydropisie, dans les fièvres opiniâtres et dans la jaunisse. Extérieurement on emploie le suc comme épilatoire et pour ronger les verrues.

62 — FENOUIL DE PORC

Le Fenouil de porc, que l'on appelle aussi *Queue de pourceau*, croît naturellement dans les provinces méridionales. Il recherche les terrains pierreux et secs.

Le Fenouil atteint 80 centimètres de hauteur. Ses fleurs sont jaunes et petites, disposées en ombelles à l'extrémité des rameaux supérieurs. La racine se récolte en septembre et la graine, à la maturité.

La graine est très digestive.

On l'emploie à la dose de 10 à 15 grammes, en infusion dans un litre d'eau.

---

63 — FÉRULE GALBANIFÈRE

La Férule est originaire d'Afrique ; on la trouve en Syrie et en Arabie. On la cultive dans nos provinces méridionales, mais on ne l'obtient dans nos climats tempérés que par le secours des serres chaudes. Les tiges s'élèvent à la hauteur de 1 m. 50 à 2 m. Elles sont droites, cannelées, creuses et remplies d'une moëlle blanche.

On fait une incision à la tige, il en sort un suc épaissi, une sorte de gomme, connue sous le nom de *Galbanum*.

Ce Galbanum, brûlé sur une pelle rouge, dégage une fumée qui procure un grand soulagement aux femmes tourmentées par des accès de vapeurs hystériques.

---

64 — FILIPENDULE

Le nom de cette plante est dû à la forme de sa racine, laquelle est composée de corps glanduleux, qui sont comme suspendus à des sifflets. Les tiges s'élèvent d'environ 60 centimètres ; elles sont droites, cylindriques, cannelées et rameuses. Les fleurs naissent au sommet des tiges et des rameaux.

La racine a un goût légèrement âcre et amer ; c'est principalement de cette partie de la plante que l'on fait usage en médecine. On fait sécher les tubercules et on les réduit en une poudre qui se prescrit à la dose de 5 grammes dans du vin blanc. Ce remède est diurétique et apéritif.

---

65 — FOUGÈRE MALE

On rencontre la Fougère mâle très fréquemment dans les haies, dans les buissons, dans les endroits humides et ombragés. De toute la plante ce sont surtout les rhizomes qui se trouvent dans le commerce.

Ils atteignent une longueur qui varie entre 10 et 20 centimètres ; ils affectent une forme noueuse, irrégulière ; gros comme le pouce en général, ils dégagent une odeur désagréable ; ils sont amers et d'une saveur astringente.

Des rhizomes écrasés, on fait une poudre qui s'administre en décoction, à la dose de 15 à 20 grammes, suivant l'âge et le tempérament. Cette décoction a une action efficace contre le ténia ou ver solitaire. Elle est, en effet, essentiellement tœnicide et le moindre purgatif suffit ensuite pour expulser le parasite.

---

66 — FRAGON PIQUANT

Le Fragon est une sorte de petit houx, il atteint une hauteur moyenne de 15 à 20 centimètres, il reste toujours vert, quoique cependant il craigne les grands froids. On rencontre le Fragon dans toute la France, mais principalement dans les terrains secs, calcaires et non cultivés.

La souche souterraine est la partie employée : une fois

séchées, on en fait une décoction ; la dose est de 20 grammes pour un litre d'eau. Cette décoction est employée dans les maladies des voies urinaires, dans dans l'hydropisie et dans les scrofules. Le Fragon piquant est apéritif et diurétique.

---

67 — FRAISIER

Le fraisier est tellement connu de tout le monde, qu'il nous semble inutile d'en faire ici la description.

Chacun sait qu'il croît naturellement dans les bois d'Europe, et qu'on le cultive dans tous nos jardins en terre douce et bien fumée. Le fruit du fraisier et la racine sont d'un grand emploi.

La fraise du fraisier, que les gourmets recherchent tant, est rafraîchissante. Quant aux racines, administrées en décoction, à la dose de 20 grammes par litre d'eau, elles sont souveraines dans les hémorragies, les diarrhées, les fièvres et la blennorhagie aiguë.

---

68 — FRÊNE

Le Frêne est un arbre très commun ; il se plaît dans les terres fortes. Les feuilles se récoltent en été, au moment de leur plein développement, elles sont employées en infusion, pour la goutte et le rhumatisme, à la dose de 25 à 30 grammes par litre d'eau.
On recueille aussi l'eau qui coule de l'extrémité des branches, mises au feu. Cette eau, seringuée dans l'oreille, a la propriété de dissiper la surdité.

69 — FUMETERRE

Le Fumeterre est une plante qui croît dans les jardin
dans les champs et sur le bord des chemins. On récol
la plante entière quand elle est en fleurs, on la fa
sécher à l'ombre et on la place dans un endroit se
Ses fleurs, rouges et petites, viennent à l'extrémi
de chaque rameau. Ses fruits ressemblent à des peti
pois. C'est un excellent remède contre les maladies
peau en général, les dartres, la croûte de lait des peti
enfants, etc.

La dose est de 80 à 100 grammes par litre d'eau.

---

70 — GÉNÉVRIER

Le Génévrier croit dans les terrains incultes, da
les endroits pierreux, dans le voisinage des forêts
et sur les collines arides. Cet arbuste n'atteint jama
une grande hauteur ; il est très touffu, forme un buisso
son bois est flexible et ses feuilles longues, étroite
pointues et dures, conservent leur verdure dans
saison des frimas.

Le Génévrier est très utile en médecine ; le bois
une odeur résineuse assez agréable ; le goût des bai
est aromatique et résineux. Les baies ont la préféren
sur les autres parties de cet arbuste ; dans les remèd
on les emploie en infusion théiforme à la dose de
grammes dans environ un 1/2 litre d'eau.

Les linges exposés à la fumée des baies de Génévri
sont utiles pour envelopper les jambes enflées d
convalescents ; ce remède les fortifie et facilite
transpiration.

Les sommités du Génévrier s'emploient en décoction dans le vin et cette décoction s'ordonne dans la difficulté d'uriner. Le bois s'emploie en décoction dans l'eau, on le coupe alors en petits morceaux ; la dose est de 40 grammes dans un litre d'eau ; l'addition d'une petite poignée de baies en augmente la vertu.

Les baies sont stomachiques, détersives, atténuantes diurétiques, béchiques, cordiales, hystériques et apéritives. Le bois est sudorifique ; sa décoction s'emploie dans les maladies où le sang a besoin d'être purifié par la transpiration insensible.

Les différentes préparations du Génévrier s'emploie particulièrement pour rétablir les fonctions de l'estomac.

Elles dissipent les vents, désobstruent les viscères, favorisent les écoulements périodiques, et enfin, débarrassent les poumons d'une lymphe grossière qui occasionne souvent la difficulté de respirer.

71 — GERMANDRÉE

La Germandrée est une plante rampante de 20 à 30 centimètres de hauteur. Elle se rencontre croissant naturellement dans les bois et dans les terrains calcaires des pays tempérés. C'est vers le mois de juin que l'on recueille cette plante : on choisit le moment où sa fleur est bien épanouie et on prend de préférence les tiges qui portent le plus de feuilles ; on fait avec la plante tout entière des décoctions, des infusions, qu'on administre dans la convalescence des fièvres typhoïdes et muqueuses, à la dose de 30 grammes par litre d'eau.

La Germandrée combat encore les maladies chroniques du foie et celles du tube digestif. Elle est de plus légèrement fébrifuge.

---

72 — GAUDE

La Gaude, que l'on appelle aussi *Herbe à jaunir,* croît le long des chemins. Elle est jaunâtre en dehors et blanche en dedans. Les tiges s'élèvent de 80 centimètres à un mètre. Elles sont droites, cannelées, très rameuses.

Les teinturiers emploient, avec succès, la Gaude pour teindre en jaune. Elle fleurit vers le mois de juillet.

---

73 — GAYAC

Le Gayac est un arbre qui, au rapport des voyageurs, a le port de nos noyers. Il croît aux Grandes Indes et en Amérique. Son bois est dur, marbré de couleurs brune, roussâtre ou noirâtre, son écorce est rude et se détache facilement du bois.

Les parties de cet arbre les plus employées sont le bois et la gomme qui découle naturellement de son écorce. Le bois s'emploie râpé, à la dose de 30 grammes, infusé pendant vingt-quatre heures dans un litre d'eau. On fait bouillir cette décoction jusqu'à réduction de moitié ; on la fait prendre par verrées, deux ou trois verres par jour, à distance à peu près égale, avec la précaution de n'en faire prendre que trois heures après avoir mangé.

Le Gayac est sudorifique. On ne l'emploie guère, en

Europe, que pour pousser aux sueurs ou aux urines,
dans la goutte, l'asthme et les ulcères véroliques.

En Amérique, où la maladie syphilitique ou vénérienne est très commune, on fait usage du Gayac pour
arrêter ses ravages.

----

74 — GENTIANE

La Gentiane croît sur les montagnes. On la trouve
principalement dans les Alpes et en Bourgogne. C'est
vers le mois de mai et de juin que fleurit la Gentiane,
sa racine est tonique, stomachique et vermifuge. Elle
est aussi très utile dans les fièvres intermittentes. On
la récolte aussitôt après la chute des feuilles.

On emploie la racine, à la dose de 10 à 15 grammes,
dans le vin ou dans la bière.

----

75 — GINGEMBRE

Le Gingembre ne vient, en Europe, que dans les serres
chaudes ; on ne fait usage en médecine que de ses
rhizomes. Les rhizomes du Gingembre sont gris ou
blancs. Les premiers sont arrondis, de la grosseur du
doigt, d'une odeur quelque peu aromatique, mais d'une
saveur âcre et poivrée. Les seconds sont plus aplatis,
plus amers, plus âcres que les précédents.

On fait des infusions de Gingembre à la dose de 8
à 10 grammes par 1/2 litre ou un litre d'eau. Il est
souverain dans les maux d'estomac et dans les dys-

pepsies ; on fait aussi avec le Gingembre des cataplasmes révulsifs.

_____

76 — GIROFLIER

Le Giroflier croît dans les Indes et aux Antilles.

Les fleurs non épanouies du Giroflier prennent la
forme d'un petit clou, c'est pourquoi on les appelle
Clous de Girofle.

Les clous de Girofle sont d'usage en médecine. On
en fait une huile que l'on désigne dans le commerce
sous le nom d'Essence de Girofle. Cette essence est
un caustique assez violent. Introduite dans les dents
cariées, elle calme les douleurs, car elle brûle la pulpe
dentaire.

Quand aux clous de Girofle proprement dits, on les
emploie surtout comme condiment dans la cuisine ;
ils aromatisent les mets et facilitent la digestion des
viandes froides.

Le Girofle convient surtout aux tempéraments lymphatiques, cependant il ne faut en user qu'avec pru-
dence, car il constipe, échauffe la bille et amène parfois
la fièvre.

_____

77 — PETIT GLOUTERON

Le Petit Glouteron ou la *Petite Bardane* se rencontre
le long des chemins et dans les terrains incultes. Sa
tige atteint 75 centimètres de hauteur ; elle est forte,
ronde et rameuse. Sa racine, de couleur foncée, se
récolte en automne ; on la découpe et on la fait sécher.

Les feuilles, cuites et employées en cataplasme, sont d'un excellent effet contre les tumeurs scrofuleuses. La racine est un dépuratif très efficace contre la goutte et la gravelle.

---

78 — GOMME ADRAGANT OU BARBE RENARD

Cette plante croît abondamment en Syrie et dans les environs de Marseille. La racine est ligneuse, rameuse et fibreuse ; ses tiges pourraient la faire considérer comme un arbrisseau, néanmoins on la range parmi les plantes. Les tiges sont rameuses et cylindriques.

Le suc que l'on retire, par incision, de la racine et des tiges de cette plante est l'objet important de la récolte ; c'est la Gomme adragant qu'on nous envoie des lieux où on la recueille; on la trouve dans les boutiques sous différentes formes. Celle qui est blanche, nette, repliée et contournée comme des vers est la meilleure ; on l'appelle *Tragacanthum Vermiculatum*. Celle qui a une couleur jaunâtre ou noirâtre et qui est chargée d'ordures est la moindre.

Cette gomme est regardée comme humectante, adoucissante, béchique, incrassante et surtout rafraîchissante ; cette dernière propriété disparaît quand on l'associe avec des ingrédients chauds, comme le gingembre, l'hysope, la canelle, qu'on tempère avec la graine de lin, les amandes et la réglisse, pour faire la poudre diatragacant chaude ; mais elle la conserve dans la poudre diatragacant froide où elle unit, avec la graine de pavot blanc, les semences froides et l'amidon.

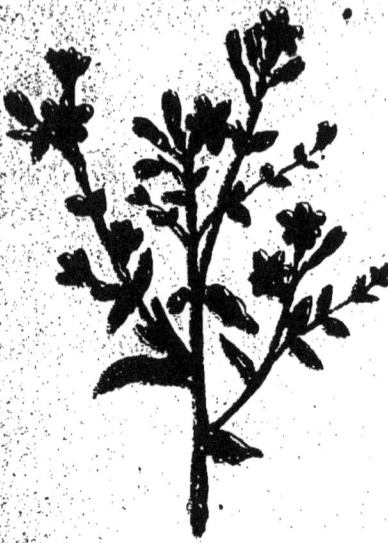

Dentelaire

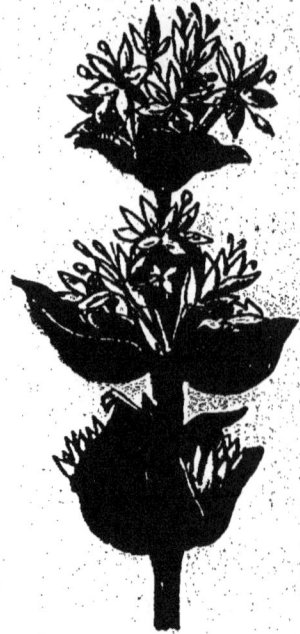

Gentiane

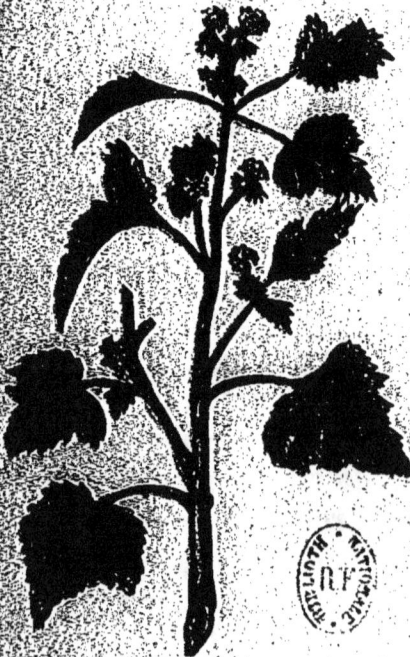

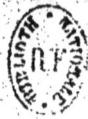

Petit Glouteron

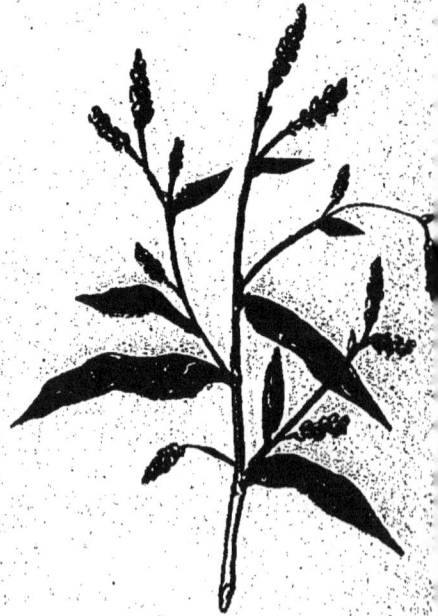

Persicaire

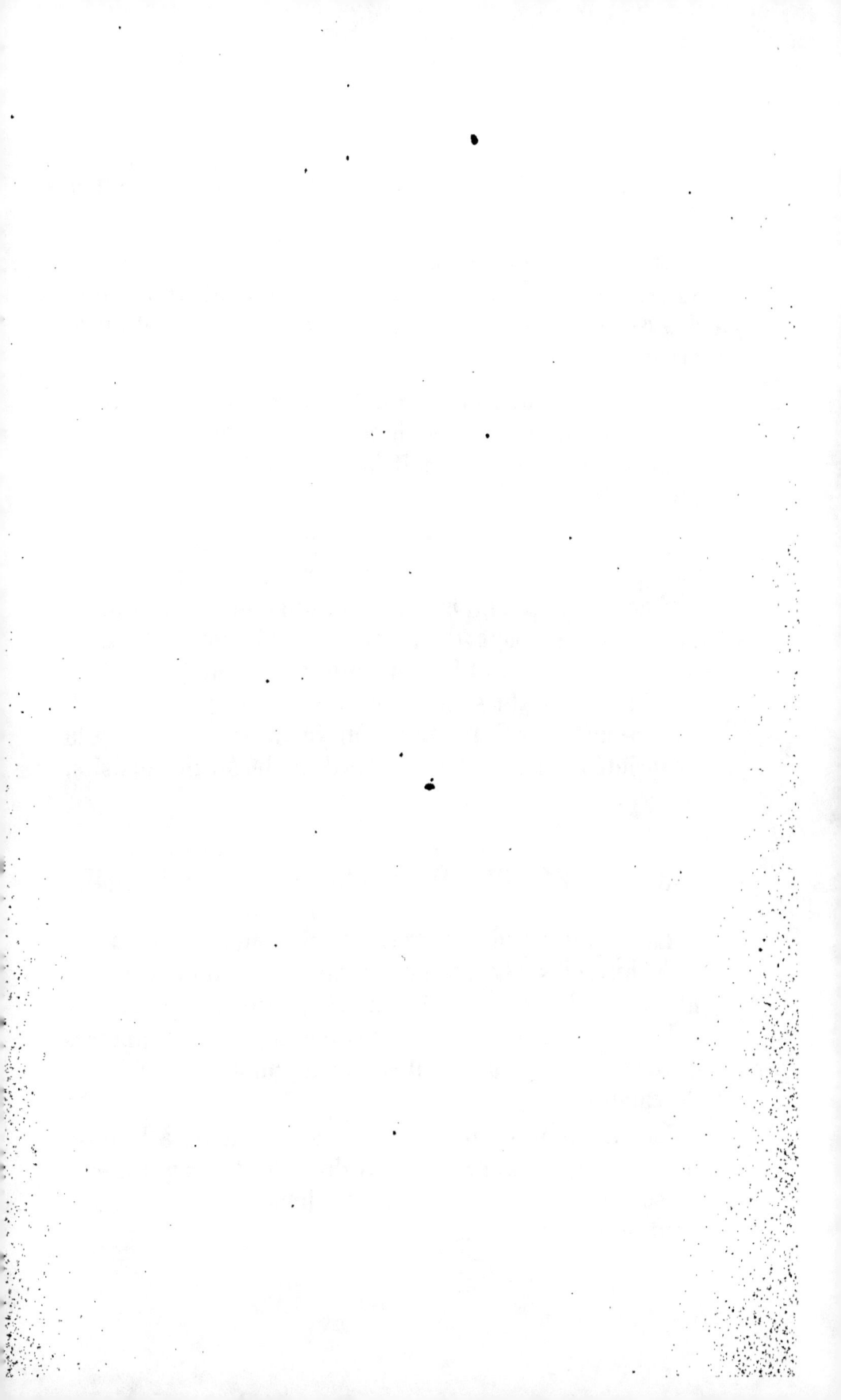

La dose de l'une ou de l'autre est de 4 grammes dans du bouillon.

La poudre diatragacant chaude est propre à dissoudre la lymphe épaissie dans les branches du poumon des asthmatiques, dont elle facilite l'expectoration et favorise la digestion.

La poudre diatragacant froide convient aux personnes d'un tempérament vif et bilieux ; on l'emploie utilement pour les âcretés de la poitrine, de la gorge et pour la toux opiniâtre.

Quand on veut réduire cette gomme en poudre, il faut que le mortier soit chaud, afin de dissiper l'humidité aqueuse qu'elle contient, et qui empêcherait de la pulvériser. L'usage de la gomme adragant est utile dans la maigreur et le marasme, occasionnés par l'appauvrissement du sang et de la lymphe ; pour adoucir l'acrimonie des humeurs : on lui attribue encore la propriété d'affaisser les ardeurs de la déesse des plaisirs.

---

79 — GRATIOLE OU HERBE A PAUVRE HOMME

La Gratiole se rencontre communément dans les prés humides. La racine est rampante, noueuse ; les fibres nombreuses dont elle est garnie sont perpendiculaires, ses tiges sont hautes de 30 à 35 centimètres et droites. Les fleurs sont solitaires, allongées en forme de calice.

La racine est blanche ; elle est vomitive à la dose de 4 à 5 gr. et purgative à la dose de 1 à 2 grammes. Prise à doses plus élevées, elle devient dangereuse et peut même provoquer la mort.

80 — GRÉMIL OU HERBE AUX PERLES

Cette plante se trouve particulièrement dans les bois; elle est très abondante dans le Bois de Boulogne près de Paris. Sa racine est un pivot ligneux, garni de fibres fortes et rameuses. La tige est haute de 50 centimètres environ.

La semence seule peut être employée pour les rétentions d'urine, à la dose de 6 grammes par demi-litre d'eau. Elle passe pour être bonne à briser la pierre des reins et de la vessie, ainsi qu'à faciliter l'accouchement.

81 — GRENADIER

Le Grenadier est originaire de l'Afrique, et il ne vient aujourd'hui que dans les climats chauds. On ne trouve guère que le fruit dans nos contrées.

Le fruit s'emploie en médecine ; la partie dont on se sert est le suc. Le suc est un jus rose, transparent, sucré, quelquefois un peu acide ; il est rafraîchissant et sert à préparer un sirop qu'on emploie contre la fièvre et les inflammations des voies urinaires.

82 — GUIMAUVE

La Guimauve pousse à l'état sauvage dans les terrains humides. Elle fleurit en juin et juillet ; les fleurs sont blanches ou roses, on les récolte au fur et à mesure qu'elles apparaissent et on les sèche à l'ombre. La dose de fleurs ou de feuilles est de 30 à 50 grammes par litre d'eau.

La Guimauve trouve son emploi partout où il y a de l'inflammation.

---

83 — HÉPATIQUE DES FONTAINES

Cette Hépatique est une espèce de Lichen qui croît dans les terrains pierreux et humides, aux murailles des puits, des fontaines et des moulins à eau. Ses petites fleurs viennent en ombelles à l'extrémité des nervures.

L'Hépatique s'emploie surtout dans les maladies du foie et de la rate. La dose est de 50 à 60 grammes, en infusion par litre d'eau.

---

84 — HERBE A ÉTERNUER

L'Herbe à éternuer croît dans les marais et les prés humides. Ses tiges sont droites, cylindriques et rameuses. Les fleurs naissent au sommet des tiges.

La plante est inodore, âcre au goût et sternutatoire. Les feuilles fraîches, pilées, écrasées seulement entre les doigts et mises dans les narines picotent les membranes pituitaires ; mâchées, elles excitent les glandes salivaires et soulagent les maux de dents.

---

85 — HERBE AUX CHATS

L'Herbe aux chats, que l'on appelle aussi *Cataire*, croît naturellement dans les pays chauds. C'est une plante à tige droite qui atteint 70 à 80 centimètres de hauteur.

La plante a une odeur forte et aromatique ; elle est

employée dans la jaunisse et l'hystérie. Elle est, en outre, stomachique et emménagogue et produit de bons effets contre la mauvaise haleine. L'infusion se fait à la dose de 10 à 15 gr. par litre d'eau.

---

86 — HOUBLON

Le Houblon croît naturellement au bord des ruisseaux et dans les lieux humides. Tout le monde sait que la culture de cette plante est un objet important pour des nations entières. L'odeur de la plante est forte et son goût amer ; néanmoins, on mange les jeunes pousses comme celles de l'asperge.

La tisane de Houblon est très rafraîchissante et bonne pour les maladies du foie. La dose est de 20 à 25 gr. par litre d'eau.

---

87 — HYSOPE OFFICINALE

On cultive l'hysope dans les jardins. Sa tige atteint 70 à 80 centimètres de hauteur. Ses fleurs sont bleues ou blanches et disposées en épis, à l'extrémité des rameaux supérieurs.

L'Hysope fleurit de juillet en septembre ; c'est à cette époque que l'on récolte des sommités fleuries. La dose, pour l'infusion, est de 10 à 15 gr. par litre d'eau.

On l'emploie contre les affections pulmonaires, les catarrhes chroniques et la gastralgie.

88 — IRIS DE FLORENCE

L'Iris de Florence croît en Provence et en Italie. On le cultive beaucoup dans nos départements du climat méditerranéen.

Cette plante est essentiellement constituée par un rhizome rampant, horizontal et de la grosseur d'un pouce. Les fleurs qui naissent sur le rhizome sont longues, blanches et odoriférantes.

La seule partie de l'Iris de Florence dont on fasse usage en médecine est le rhizome. On le recueille quand il atteint 3 ou 4 ans d'âge. On le débarrasse de son écorce et on le fait sécher au soleil.

On en obtient ainsi des morceaux bien blancs, gros comme le doigt, qui présentent à leur surface des quantités de petits trous : c'est ce qui caractérise l'iris de Florence.

L'odeur qui en émane est absolument celle de la violette.

Frais, l'Iris de Florence est purgatif et vomitif: sec, il facilite l'expectoration. C'est avec le rhizome sec qu'on fait ce qu'on appelle les pois d'Iris.

Ce sont ces petites boules qui, introduites dans les cautères, en entretiennent la suppuration.

La poudre d'Iris sert à préparer les liniments pour les maux des yeux. La poudre d'Iris sert aussi à nettoyer la tête et la rafraîchir en enlevant les particules qui suintent du cuir chevelu.

———

89 — JALAP

Cette plante est particulièrement récoltée au Mexique ; c'est une plante traînante, dans le genre des liserons. On doit choisir la racine parsemée de veines résineuses, puis la réduire en poudre avec un pilon.

La dose de poudre varie de 1 à 2 grammes ; on la mélange avec égale quantité de sucre en poudre et on la prend dans des tisanes émollientes, comme purgatif.

---

90 — JONC ODORANT

Cette plante croît naturellement dans l'Inde ; elle se plaît dans les terrains bourbeux. Dans nos contrées, on ne la cultive que dans les serres.

La racine est un pivot garni de nombreuses fibres ; elle est très vivace. C'est la seule partie de la plante qui soit employée en médecine.

On l'ordonne en infusion dans de bons vins vieux ou dans une liqueur cordiale quelconque, infusée à la dose de 15 grammes, ou en poudre, en substance, à la dose de 3 à 5 gr., délayée dans du vin de Bourgogne.

On emploie cette racine contre le scorbut, l'hydropisie, l'asthme, l'hystérie, les faiblesses d'estomac, l'indigestion, le vomissement, la colique venteuse ; elle est propre à dissiper le gonflement de l'estomac occasionné par les vents et faciliter les écoulements périodiques.

On en fait usage pour faciliter l'expectoration des asthmatiques.

91 — LANGUE DE SERPENT

Cette plante croît naturellement dans les marais et dans les prés inondés.

La tige n'est autre chose que le pédicule de l'épi qui s'élève droit.

Cette plante ne porte qu'une seule feuille, laquelle est radicale.

On fait infuser la feuille dans l'huile d'olive ; le baume qui en résulte est excellent pour les vieilles plaies et les ulcères.

92 — LAITUE SAUVAGE

Cette plante croît sur les bords des chemins, dans les terrains arides et sur les murailles. La tige est droite, cylindrique et rameuse, quelquefois épineuse.

Elle est employée contre la jaunisse, les maladies de l'estomac et la coqueluche. La dose est de 5 à 20 gr. en infusion.

93 — LAURIER

Le Laurier croît naturellement dans les forêts d'Espagne et d'Italie. Il est employé dans les hydropisies, les rhumatismes et les maladies des nerfs.

94 -- LAURIER-CERISE

Le Laurier-Cerise est un bel arbrisseau genre cerisier.

Il est originaire de l'Asie mineure, mais croît même spontanément dans nos provinces méridionales. On le cultive dans nos jardins, surtout pour la beauté de son feuillage ; il produit des fruits ayant beaucoup de ressemblance avec les guines ; la chair en est violette et fade.

Les feuilles de Laurier-Cerise sont d'usage en médecine. Une feuille fraîche seule, infusée dans 200 gr. d'eau bouillante, constitue un médicament anti-spasmodique. Aussi l'emploie-t-on dans les crampes d'estomac, dans les vomissements, dans l'asthme, la coqueluche et les palpitations du cœur.

On se sert aussi de feuilles de laurier-cerise pour donner le goût d'amande au lait et aux crèmes, mais il ne faut jamais mettre plus de deux feuilles pour un litre de lait si l'on ne veut s'exposer à faire naître des accidents tels que vertiges, défaillances, etc.

Ces accidents sont produits par l'acide prussique, poison violent qui existe assez abondamment dans la plante toute entière.

---

95 — LAVANDE

La Lavande croît naturellement dans les pays chauds et sur les bords de la Méditerranée. On la cultive facilement dans nos jardins ; ses fleurs sont bleues ou blanchâtres, disposées en verticilles très rapprochées, formant un épi terminal.

Les sommités fleuries sont d'usage en médecine. On récolte les fleurs avant qu'elles ne soient entièrement épanouies et on les fait sécher.

On en fait des infusions dont la dose est de 5 à 6 grammes pour un litre d'eau. Cette infusion est tonique, anti-spasmodique et stimulante, On la prescrit dans les maux de tête, le vertige, l'hystérie, les spasmes et les vapeurs. La Lavande donne l'huile de spic du commerce, qui est employée contre les rhumatismes et la paralysie. On fait entrer la Lavande dans les bains d'herbes aromatiques du baume tranquille, de l'eau de Cologne et d'une foule de cosmétiques.

Vu son odeur forte et pénétrante, l'essence de Lavande est employée pour détruire les poux.

---

96 — LENSTIQUE

Le Lenstique croît en Espagne et en Italie ; on le trouve aussi en Provence et en Languedoc ; son port est assez beau, il est très rameux et les jeunes branches sont très flexibles.

Le bois est plein d'une résine d'une odeur aromatique assez agréable. Cette résine s'appelle mastic et c'est la partie de l'arbre dont on fait le plus communément usage en médecine. Néanmoins, la décoction du bois est utile pour bassiner les gencives des scorbutiques.

Avec le bois, on fait, en outre, des cure-dents qui sont propres à raffermir les gencives et à empêcher l'ébranlement des dents.

---

97 — LICHEN D'ISLANDE

Ce végétal croît abondamment dans les régions

septentrionales de l'Europe, surtout en Islande. On le rencontre aussi dans toutes les régions montagneuses.

Toute la plante sert en médecine.

Le Lichen, soumis à l'eau bouillante, est émollient, analeptique, tonique, fébrifuge, stomachique et purgatif.

La matière gommeuse du Lichen est employée dans la préparation de la paraffine, dont les tisserands enduisent les chaînes de leurs pièces pour leur donner la souplesse et l'élasticité dont elles ont besoin.

98 — LIERRE GRIMPANT

Le Lierre grimpe et se lie en s'accrochant sur les arbres, sans nuire à leur végétation. Les tiges sont très solides ; les feuilles, lisses et brillantes sont d'un joli vert. Ses fleurs bleues apparaissent en octobre.

On emploie les feuilles contre les brûlures et les érysipèles ; confites dans le vinaigre, elles peuvent guérir les cors aux pieds.

99 — LIERRE TERRESTRE

Cette plante est commune dans toute la France. On la rencontre un peu partout, dans les jardins, dans les haies, le long des sentiers et des murs.

Elle atteint parfois une trentaine de centimètres de hauteur.

Les fleurs de Lierre terrestre répandent une odeur assez forte, âcre et amère ; elle est désagréable à l'odorat. On recueille la plante quand elle est en pleine floraison.

Les fleurs gardent leur couleur, après la dessication, qui se fait au soleil.

On conserve la plante ainsi desséchée dans un endroit sec. En médecine, on en fait des infusions, dont la dose est de 10 gr. environ pour 1 litre d'eau. Ces Infusions sont digestives, anti-spasmodiques et emménagogues. Le Lierre terrestre facilite aussi l'expectoration et combat la débilité de l'estomac. On en fait encore des cataplasmes qui, appliqués sur les ulcères, sont considérés comme calmants et résolutifs.

100 — LIS

Le Lis est originaire de la Palestine; on le cultive un peu partout dans les jardins, il a une tige droite, des feuilles lisses et assez longues. Les fleurs sont blanches en forme de calice, exhalant une odeur suave, qui monte à la tête.

On met les fleurs de Lis dans l'eau-de-vie, et on les applique sur les plaies. L'oignon de Lis, cuit dans la cendre, est appliqué en cataplasme et favorise la maturité des abcès.

101 — LOBÉLIA

Cette plante croît en Virginie, dans les bois arides; sa racine est un faisceau de fibres simples qui se ramifient peu ou point.

La tige est droite et quadrangulaire; les feuilles sont larges à leur base, ovales et terminées en pointe; la plupart sont alternes; quelques-unes, vers le haut de la tige, paraissent opposées.

Les fleurs naissent au sommet des tiges ; elles sont disposées presque en spirale dans une partie de la longueur, de sorte qu'au premier coup d'œil, elles paraissent verticellées. Si nous devons à l'Amérique la funeste maladie syphilitique qui désole une partie du genre humain en Europe, nous y avons trouvé aussi la plante qui en est le plus sûr contre-poison.

Les fleurs et les feuilles s'emploient à la dose de 30 grammes par litre d'eau.

102 — MACRE OU CHATAIGNE D'EAU

La Mâcre est le produit d'une plante qui croît dans l'eau et se soutient à la surface. On la trouve dans les fleuves et dans les grands étangs. La tige paraît être le prolongement de la racine ; elle s'étend à fleur d'eau.

Quant aux vertus de cette plante, on l'emploie en cataplasme dans les inflammations. Le suc de la plante est utile dans les maladies des yeux et sert à nettoyer les gencives ulcérées.

103 — MAUVE

La Mauve à feuilles rondes, que l'on appelle aussi *Petite Mauve*, se rencontre le long des chemins, dans les lieux incultes et le long des haies.

On récolte les feuilles et les fleurs de Mauve tout l'été.

La racine ne s'emploie qu'à l'état frais.

Les fleurs sont pectorales et utiles dans toutes les maladies des voies respiratoires. Les feuilles sont émollientes; on en fait d'excellents cataplasmes.

Les doses sont de 10 à 15 grammes de fleurs par litre d'eau, en infusion, et de 15 à 30 grammes pour la même quantité de liquide.

104 — MÉLINOT OFFICINAL

Le Mélinot est de la famille des légumineuses et a tous les caractères du trèfle. On le rencontre dans toute l'Europe tempérée et méridionale.

Partout il vient sans culture dans les blés, les avoines. Les bestiaux le recherchent et le mangent avec avidité.

Ses fleurs sont jaunes, répandant une odeur miellée. On recueille les fleurs au commencement de l'été et on les fait sécher.

Administrées en infusion à la dose de 15 à 20 grammes pour un litre d'eau, les fleurs de Mélinot ont une action sédative, antispasmodique et résolutive; on l'administre en lavements contre les coliques venteuses.

105 — MÉLISSE BATARDE

La Mélisse bâtarde, que l'on appelle *Mélisse des bois*, croît naturellement sur les montagnes et dans les bois, surtout dans les hautes futaies. Les tiges de la Mélisse atteignent une hauteur de 50 à 60 centimètres et sont peu rameuses. Les fleurs, blanches ou roses, sont petites, attachées le long de la tige et à l'axe des feuilles, en bouquet.

On récolte les sommités fleuries de mai à juin, et on les emploie en infusion, à la dose de 5 à 15 grammes par litre d'eau.

La Mélisse est employée, avec succès, contre la migraine et la débilité de l'estomac. Elle est souveraine pour les affections pituiteuses.

---

106 — MENIANTHE OU TRÈFLE D'EAU

Cette plante croît dans les marais. La tige s'élève de 40 à 50 centimètres en se recourbant. Ses fleurs sont petites, blanches ou roses et poussent en petites grappes. On la récolte dans les mois de mai ou juin et on la fait sécher à l'ombre.

L'infusion se fait à la dose de 15 à 30 grammes par litre d'eau. Elle est anti-scorbutique, résolutive et fébrifuge.

---

107 — MENTHE POIVRÉE

Cette plante est cultivée dans les jardins ; on la rencontre aussi le long des ruisseaux. Sa tige est haute de 30 à 40 centimètres, ses feuilles sont pointues dentées et velues au-dessus.

La Menthe a une odeur agréable, elle est très rafraîchissante, stomachique et carminative. On l'emploie avec succès contre les palpitations, tremblements et vomissements nerveux. On la donne aussi comme vermifuge, surtout chez les enfants.

L'infusion de Menthe comprend 8 à 10 grammes de sommités fleuries par litre d'eau. La récolte se fait au commencement de la floraison ; on sèche les fleurs à l'ombre et dans un endroit bien aéré.

108 — MÉUM

Cette plante croît naturellement dans les montagnes. On la rencontre communément dans celles de Suisse et dans les Alpes. Elle croît aussi en Espagne et en Italie : on peut facilement l'obtenir dans nos climats tempérés en la cultivant.

La racine est un pivot garni de quelques fibres simples. Les tiges atteignent une hauteur de 90 centimètres environ ; elles sont droites, cylindriques et cannelées.

Les fleurs sont rosacées et disposées en ombrelle : elles naissent au sommet de la tige et des branches.

La racine du Méum est la partie d'usage en médecine : elle a une odeur aromatique, agréable et d'un goût piquant. Elle est propre aux asthmatiques et facilite l'expectoration : elle fortifie l'estomac, dissippe les vents, pousse les urines et facilite les écoulements périodiques. La racine s'emploie à la dose de 3 à 8 gr ; séchée et réduite en poudre, on diminue la dose de moitié. Cette poudre passe pour être sudorifique ; on la donne aux bestiaux à la dose d'une once en infusion ; si on l'emploie en poudre, la dose n'est que de 15 gr.

Les paysans des Alpes l'emploient dans les accès de fièvre accompagnés de grands frissons.

109 — MILLE-FEUILLE

Cette plante est très commune le long des chemins, dans les prairies maigres et surtout le long des fossés.

Sa tige, dressée, raide, est un peu rougeâtre du
côté exposé au soleil. Les fleurs blanches ou roses
viennent en bouquet à l'extrémité supérieure de la tige.

Lorsque les règles sont supprimées pour une cause
passagère, une grande frayeur, ou lorsqu'après
accouchement, des lochies se suppriment tout d'un
coup, la Mille-feuille donnée en infusion peut les
ramener facilement. La dose est de 15 à 30 grammes
par litre d'eau ; on prépare le moins possible, car elle se
décompose facilement.

———

108 — MORGELINE OU MOURON DES OISEAUX

On connaît vulgairement cette plante sous le nom
de *Mouron des Oiseaux* ; on le trouve presque partout,
elle abonde dans les terrains incultes, dans les jardins
à friche, le long des chemins et dans les cours.

L'usage de cette plante est propre à rétablir l'épui-
sement phtisique et la maigreur extrême qui succèdent
de longues maladies. Elle apaise les mouvements épileptiques et les tranchées violentes chez les enfants qui
les exposent à tomber en convulsions.

La Morgeline s'emploie extérieurement pour les inflammations, les douleurs des yeux et pour nettoyer les
plaies et les ulcères.

La décoction de toute la plante s'emploie à la dose
d'une poignée par demi-litre d'eau.

Elle est en même temps une excellente nourriture
pour les serins et les autres oiseaux.

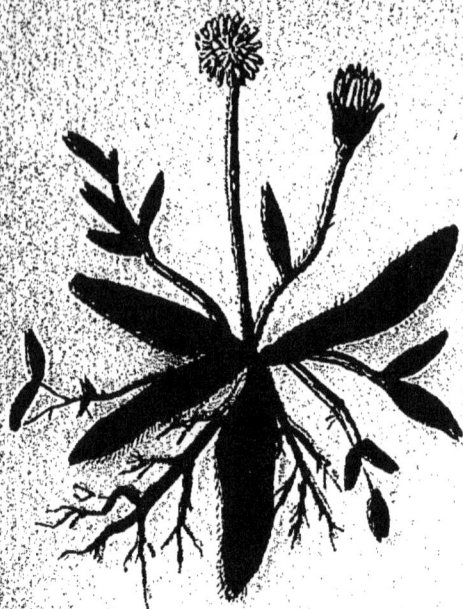

Piloselle

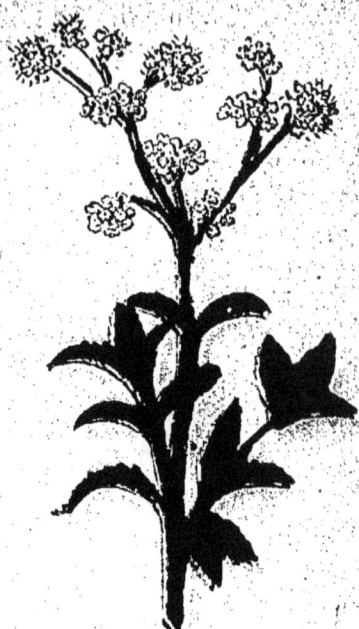

Reine des Prés

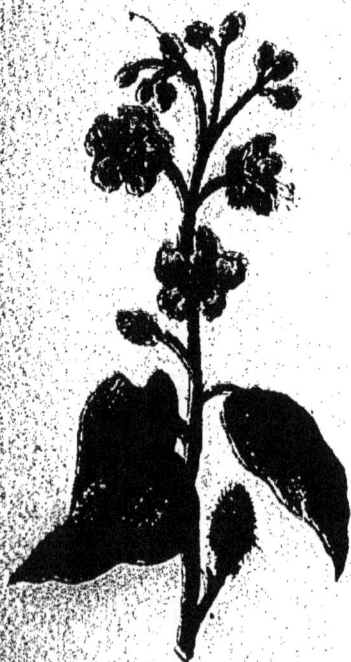

Rocou

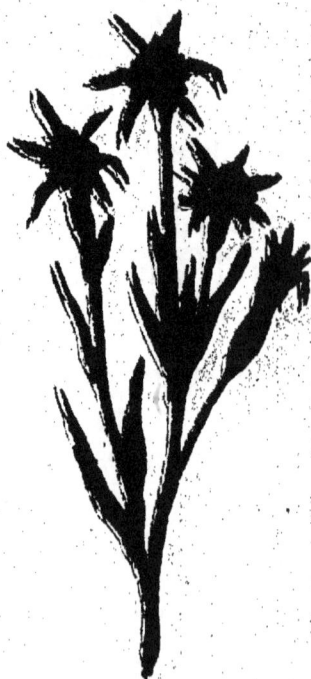

Salsifis sauvage

III — MOUTARDE BLANCHE

La moutarde blanche croît dans presque toute l'Europe, dans les blés, dans les terrains incultes et pierreux.

La tige est un peu rameuse et s'élève de quarante à cinquante centimètres ; les fleurs sont d'un jaune pâle et les graines de Moutarde blanche constituent un remède populaire très vanté. On en avale tous les jours une à deux cuillerées ; on les emploie surtout pour combattre la constipation.

112 — MUSCADIER AROMATIQUE

Le Muscadier est un arbre propre aux parties chaudes de l'Asie et de l'Amérique, et surtout aux îles de la Malaisie. Il en existe une vingtaine d'espèces ; la plus importante est le Muscadier aromatique.

La graine de Muscadier constitue ce que nous appelons dans le commerce la noix de muscade. La noix de muscade est de la grosseur d'une petite noix d'une odeur forte, d'un arôme agréable, d'une saveur un peu huileuse.

La muscade est employée comme condiment ; elle donne du goût aux mets fades et insipides et facilite la digestion.

Le beurre de muscade, que l'on trouve dans le commerce, est employé en friction contre la gale, le rhumatisme et la paralysie.

113 — NARCISSE DES PRÉS

Le Narcisse des prés, que l'on nomme vulgairement *Narcisse sauvage, Narcisse des bois,* se rencontre dans les prés et les bois un peu humides. Sa racine bulbeuse, dans le genre de celle du poireau des jardins, porte 5 à 6 feuilles semblables à des petits roseaux. Sa fleur est jaune, assez forte, penchée et solitaire.

Il est utilisé dans la coqueluche, les convulsions et les diarrhées chroniques. L'infusion des fleurs de Narcisse se fait à la dose de 10 à 20 grammes par demi-litre d'eau.

114 — NAVET

Le Navet est bien connu de tout le monde ; il est très commun dans nos jardins et dans nos champs. On en fait un grand usage dans l'économie domestique.

Le bouillon de Navets et de Poireaux est un rafraîchissant par excellence. On emploie aussi comme émollient la racine du Navet.

115 — NÉFLIER

Le Néflier croît dans les bois ; on le trouve dans les haies et on le cultive dans les jardins. Cet arbre s'élève à une hauteur médiocre ; son bois est dur et pliant, son écorce est raboteuse. Les feuilles sont terminées en pointes pointillées et velues, ainsi que les jeunes branches que le temps n'a pas encore converties en bois.

Le fruit s'appelle nèfle. La nèfle a la peau tendre ; sa chair est dure, blanche et d'un goût acerbe ; mais elle s'amollit en mûrissant et acquiert alors une saveur douce, vineuse et agréable.

Comme elle mûrit rarement sur l'arbre, on la cueille en automne et on la met sur la paille. Là, elle s'amollit et devient bonne à manger. Dans la pulpe de la nèfle on trouve des osselets ou noyaux de forme irrégulière.

Les branches, les feuilles, la pulpe et les noyaux sont d'usage en médecine. Les nèfles sont astringentes et propres à arrêter les cours du ventre. Le bois des nèfles, haché par morceaux, s'ordonne utilement en décoction contre les cours du ventre ; les décoctions de feuilles s'emploient en gargarisme pour les inflammations de la gorge.

Les osselets réduits en poudre sont diurétiques. Cette poudre se donne à la dose de 3 gr. dans un verre de vin blanc. Ce remède excite l'urine et atténue la pierre des reins et de la vessie.

116 — NÉNUPHAR BLANC

Le Nénuphar croît dans les étangs, dans les eaux dormantes et au bord des grandes rivières. Cette plante tire sa substance de l'eau même. Ses feuilles sont posées à plat et s'étendent à la surface de l'eau.

Les fleurs apparaissent de juin à septembre. On ordonne les fleurs, en tisane, dans les fièvres ardentes et autres maladies ou l'on craint l'irritation et l'inflammation. L'infusion se fait à la dose de 15 gr. par litre d'eau

117 — NERPRUN

Le Nerprun croît naturellement dans nos provinces

méridionales ; il se plaît le long des rivières et dans les haies. Le Nerprun porte un fruit que l'on appelle la *baie de Nerprun*. Ce sont ces baies qui sont d'usage en médecine. On en fait un sirop qui se prescrit à la dose de 30 à 60 grammes et un extrait dont la dose varie depuis 2 grammes jusqu'à 4 ; on ordonne aussi les baies en décoction. On en met alors de 20 à 40 grammes et même plus, suivant les tempéraments. Les baies séchées, on en fait une poudre qui s'incorpore avec la conserve de fleurs d'orange. Toutes ces préparations sont purgatives. On les emploie utilement dans les maladies opiniâtres, dans l'hydropisie, dans la cachexie ; elles sont propres pour la goutte et le rhumatisme.

---

118 — NIELLE

Cette plante est commune dans les champs en culture. Les tiges s'élèvent d'environ 30 centimètres.

Elle sont grêles, cylindriques, cannelées et rameuses. Les feuilles sont disposées alternativement le long de la tige et des rameaux et se succèdent circulairement. Ses fleurs naissent solitaires au sommet des tiges et des rameaux, elles sont hermaphrodites, rosacées, composées de cinq pétales égaux. Le fruit succède à la fleur ; c'est une capsule à 5 loges et à 10 valves qui s'ouvrent par le haut ; les graines occupent l'angle de réunion de 5 loges. Les graines sont ovoïdes, pointues et anguleuses.

La semence de la Nielle est la seule partie dont on fasse communément usage en médecine ; on l'emploie en infusion, à la dose d'un gramme dans un 1/2 litre d'eau ou de vin blanc. La Nielle est apéritive, fébrifuge, diurétique et vermifuge ; elle augmente le lait des nourrices et provoque les écoulements périodiques. Prise en infusion, en tisane, elle est bonne dans la colique venteuse.

———

119 — NOYER

L'acclimatation de cet arbre est très ancienne ; il demande des labours fréquents dans sa jeunesse, mais à 5 ou 6 ans, on peut l'abandonner aux mains de la nature.

Toutes les parties du noyer sont utiles à l'homme. Les feuilles se récoltent au moment ou les noix commencent à se nouer ; on en fait des infusions qui sont très utiles pour les scrofuleux. L'infusion est de 25 à 40 grammes de feuilles par litre d'eau.

La pommade faite avec les bourgeons est très souveraine pour arrêter la chute des cheveux. On prend une poignée de bourgeons que l'on fait bouillir 25 ou 30 minutes dans 300 gr. de graisse fraîche de porc.

———

120 — OIGNON

Quoique cette plante soit potagère, ses propriétés lui donnent un rang distingué dans certaines maladies.

L'oignon blanc est moins âcre que le rouge et convient mieux dans certaines maladies de poitrine. On l'emploie également dans les hydropisies et dans certaines

maladies des voix respiratoires. L'oignon cuit est propre à faire mûrir les abcès et à en activer la suppu-
ation.

___

121 — OPOPONAX

On rencontre cette plante en Grèce et en Italie ;
on l'obtient même dans nos climats en pleine terre,
en belle exposition. La tige de l'Opoponax s'élève de
4 à 5 pieds ; elle est droite, cannelée et rameuse. La
racine est un pivot garni de fibres fortes et nombreuses.

Le suc que l'on retire par incision de la racine est
l'objet qui la rend recommandable en médecine. Ce
suc coule sous la forme d'une liqueur blanche ; il est
gommeux, s'épaissit et se dessèche : c'est dans l'état
de siccité qu'on nous l'apporte des pays où on la
recueille.

L'Opoponax est résolutif, vulnéraire, purgatif et
hystérique. On l'emploie intérieurement et extérieurement ; on le donne en bols et en pilules. Extérieurement, on en fait un emplâtre qu'on applique sur la
tête pour modérer les mouvements convulsifs, les accès épileptiques et soulager la migraine. On n'ordonne
l'Opoponax intérieurement que dans l'apoplexsie, à
la dose d'un gramme ; on donne rarement ce médicament seul ; on l'associe à quelques purgatifs violents.

___

122 — ORANGER

Cet arbre, originaire des Indes, est actuellement ac-
climaté en Italie, en Espagne et dans nos provinces méri-

dionales. Personne n'ignore actuellement l'utilité de
l'eau de fleurs d'Oranger. On la prend à la dose d'une
cuillerée pure pour combattre les maladies des nerfs.
Elle est en outre stomachique, antiputride et cordiale.

---

123 — ORCHIS MALE

L'orchis est une plante herbacée des parties tempérées
et un peu froides de l'ancien continent, à racine munie
de tubercules ovoïdes, à feuilles un peu épaisses,
sujettes à noircir par la dessication. Les feuilles, qui
forment un épi terminal, sont purpurines, quelquefois
mélangées de rose et de blanc.

Le tubercule est d'usage en médecine. On en fait
une tisane ; la dose est de 10 grammes pour un litre
d'eau. Cette tisane est mucilagineuse et convient surtout
après les diarrhées et la dyssenterie.

---

124 — ORGE

L'orge est une des plantes dont les propriétés sont
les plus étendues. Elle est employée dans la fabrication
de la bière et de l'acool.

L'orge perlée, c'est-à-dire l'Orge dont on a enlevé
l'écorce, est employée pour faire des tisanes rafraîchissantes pour les estomacs délicats.

---

125 — ORIGAN

L'Origan est de la famille des labiées ; il croît dans
les bois montueux et secs, le long des haies, dans les fos-

sés, dans les lieux incultes. Les tiges sont rameuses
et ses fleurs, qui s'épanouissent à la fin de l'été, sont
paniculées et entourées chacune d'une grande bractée
d'un rouge vineux. Les sommités fleuries sont d'usage
en médecine.

L'origan est aromatique, d'une saveur piquante, un
peu amère ; aussi possède-t-il les mêmes propriétés
que les autres labiées aromatiques : on l'emploie en
infusion théiforme, surtout dans les catharres chroniques ; il est aussi antispasmodique, tonique, sudorifique et emménagogue. Dans nos campagnes, on
guérit le rhumatisme chronique et le torticolis en
appliquant sur la partie malade de l'Origan frais, haché,
qu'on chauffe à sec dans une poêle à frire.

126 — ORME

L'Orme croît et se cultive dans toute l'Europe, il
fait l'ornement des grandes routes, des parcs et des
jardins. C'est un arbre dont le port est superbe, il est
long à venir et sa durée répond au temps qu'exige son
accroissement ; suivant Popius, le cataplasme de
l'écorce grillée, cuite dans le vin et appliquée, est un
remède souverain pour l'anévrisme

127 — OROBE

L'Orobe se plaît dans les pays froids et secs. C'est
une plante qui atteint parfois un mètre de haut. La
semence est la seule partie de la plante dont on fasse
usage en médecine.

La farine faite avec les semences est résolutive, détersive, apéritive. Elle résoud les humeurs et fait venir le lait en abondance chez les nourrices.

---

128 — GRANDE ORTIE

La tige de la Grande Ortie a beaucoup de ressemblance avec celle de l'ortie blanche. Ses feuilles sont plus foncées que celle de cette dernière. Ses tiges atteignent une hauteur de 80 centimètres à un mètre.

On emploie le cataplasme, bouilli dans l'huile d'olive, contre la pleurésie. Les feuilles, employées pour les vomissements et les saignements de nez, doivent être prises en infusion, à la dose de 30 à 40 grammes par litre d'eau, en trois ou quatre fois par jour.

---

129 — ORTIE BLANCHE

L'Ortie est une des plantes que l'on rencontre le plus communément: à la ville, aux champs, on la trouve partout.

L'ortie blanche est amère et astringente, elle est employée avec succès pour combattre les pertes blanches et la diarrhée. On la récolte au moment de la floraison. La dose est de 10 à 30 grammes de fleurs et de feuilles, en infusion, par litre d'eau.

---

130 — ORTIE MORTE

Cette plante croît naturellement dans les forêts, dans

les terrains humides et ombragés ; on la rencontre aussi sur le bord des rivières.

Les tiges s'élèvent à la hauteur d'environ 60 centimètres: elles sont droites, fermes, quadrangulaires, velues et rameuses.

L'herbe pilée ou macérée s'emploie extérieurement en cataplasme.

Son infusion et son extrait sont utiles pour la colique néphrétique, pour la pleurésie et pour arrêter les fleurs blanches.

131 — OSEILLE

L'Oseille est employée pour ses propriétés astringentes comme anti-scorbutique.

C'est sous forme de cataplasme qu'on l'emploie pour faire avancer la maturité des clous et des abcès.

Pendant les épidémies du croup, l'Oseille mâchée par les enfants peut les préserver du terrible mal.

132 — PALMIER DATTIER

Le Palmier dattier croît naturellement dans les pays chauds, surtout dans l'Inde, dans la Tunisie et en Espagne. C'est un arbre assez fort dont les fruits portent le nom de dattes. La datte est une baie charnue, fibreuse et qui renferme un osselet. Les dattes nourrissent des peuples nombreux.

C'est un aliment salubre. On en tire, par la fermentation dans l'eau, un esprit qu'on rend agréable en y mêlant, avant la distillation, divers aromates.

En Europe, on n'emploie les dattes que comme re
mède ; on les emploie dans les tisanes pectorales, émon
dées de leurs osselets ; la dose est de 10 à 12 fruit
pour un demi-litre d'eau.

Elles sont propres à adoucir l'âcreté de la poitrine,
fortifier l'estomac. Par leur qualité légèrement astrin
gente, elles sont bonnes à arrêter les cours du ventre.

---

133 — PANICAUT OU CHARDON ROLAND

Le Panicaut ou Chardon Roland, noms sous lesque
cette plante est généralement connue, croît particuli
rement dans les terrains incultes et sur le bord des ch
mins. Cette plante, ainsi que beaucoup d'autres, a co
servé son nom populaire parmi les savants même, par
qu'en fait d'objets généralement connus, il est plus ai
et peut-être plus utile, par rapport aux plantes d'usag
surtout, de parler comme les paysans que d'entrepre
dre de scientifier leur langage. La saveur de toute
plante est douce et son odeur légèrement aromatiqu

La décoction de la racine fraîche, à la dose de 30 g
s'emploie très utilement pour désobstruer les viscère
pour exciter l'urine, favoriser les écoulements périod
ques et pousser les flegmes, ainsi que les graviers d
reins et de la vessie.

---

134 — PENSÉE SAUVAGE

La Pensée sauvage croît dans les champs et fleurit u

partie de l'année. Ses fleurs ressemblent à celles des pensées des jardins, mais beaucoup plus petites et souvent d'une couleur jaune.

On l'emploie comme dépuratif, dans les maladies de la peau et surtout dans les croûtes de lait des petits enfants. Elle est aussi très utile contre les dartres, à la dose de 90 grammes, pour les grandes personnes.

L'infusion de Pensées sauvages, pour les enfants, est de 1 à 3 grammes de plante sèche par demi-litre d'eau ou de lait.

---

135 — PERCE MOUSSE

Cette plante croît dans les forêts, parmi la mousse des vieux arbres ; on la trouve sur les vieilles murailles et sur les pierres, dans les terrains humides.

Le Perce-Mousse s'emploie en infusion à la dose d'une poignée par demi-litre d'eau. Son usage est propre à diviser les matières visqueuses des poumons ; on l'emploie aussi avec succès dans la pleurésie.

---

136 — PERSICAIRE

La Persicaire croît dans les terrains humides, dans les fossés et terrains marécageux. Sa racine est un pivot médiocre, garni de fibres rameuses. Sa tige s'élève jusqu'à la hauteur de 70 à 80 centimètres. Les feuilles sont alternes, elles sortent à chaque nœud de la tige. Les fleurs naissent au sommet des tiges et des rameaux.

Cette plante est inodore, son goût est un peu austère ; elle est regardée comme un des meilleurs vulnéraires. La décoction est utile dans le cours ordinaire du ventre et dans la dissenterie, surtout lorsque l'on soupçonne les intestins ulcérés.

. La tisane de Persicaire est très utile pour les glaires des urines et pour la gravelle. On la prescrit à la dose de 60 gr.

---

137 — PERSIL

La domesticité du Persil est très ancienne ; c'est une plante potagère dont la culture est généralement connue.

On emploie la racine dans les tisanes, les bouillons et les apozèmes apéritifs. On ordonne la décoction dans la petite vérole, pour faciliter l'éruption, ainsi que dans les fièvres malignes.

---

138 — PERVENCHE

Cette plante fleurit vers la fin d'avril ou commencement de mai. Ses tiges sont nombreuses, rampantes et atteignent un mètre et plus.

Ses feuilles sont employées avec succès dans la phtisie pulmonaire, à la dose de 30 grammes par litre d'eau, si elles sont sèches, ou 60 grammes, si elles sont encore vertes. On les récolte au moment de la floraison.

---

139 — PEUPLIER NOIR

Le peuplier noir se cultive, avec succès, dans les terrains humides et au bord des ruisseaux. Il croît assez promptement, son port est droit et s'élève très haut, le bois en est tendre, l'écorce du tronc est grisâtre et les branches alternes. On recueille les bourgeons lorsqu'ils sont encore enduits du baume résineux, c'est-à-dire avant le développement des feuilles. On en retire une teinture qui, préparée à l'esprit de vin, est considérée comme un bon remède pour les ulcères.

On le prescrit à la dose de 2 à 4 grammes, matin et soir, dans une cuillerée de bouillon.

---

140 — PIED DE LOUP

Cette plante que l'on appelle *Mousse terrestre*, croît aux pays septentrionaux, dans les bois. Elle se plaît dans des terrains pierreux et sablonneux: elle est commune en Suède et en Pologne.

Le pied de loup est utile dans le scorbut, dans les cours du ventre et la diarrhée. Il excite l'urine et atténue la pierre des reins, on le recommande pour les coliques néphrétiques. On l'emploie en décoction, à la dose de 1 à 2 grammes.

---

141 — PILOSELLE OU OREILLES DE SOURIS

La Piloselle se rencontre dans toute l'Europe ; elle se plaît dans les terrains sablonneux et sur les coteaux incultes.

Toutes les parties de la plante sont velues. Le caractère

propre des fleurs est d'être solitaires au sommet des tiges ; leur couleur est jaune.

Taberna Montanus dit que la plante, pilée et appliquée en cataplasmes, est spécifique pour hernies chez les enfants.

---

142 — PLANTAIN

Le Plantain est commun le long des chemins, dans les prairies et sur les décombres. La tige est haute de 25 à 35 centimètres ; ses fleurs sont petites et d'un blanc jaunâtre. Il est utile dans les diarrhées et les dyssenteries. On l'emploie à la dose de 30 à 60 grammes de plantes sèches par litre d'eau.

Les feuilles de plantain, écrasées et appliquées sur certaines plaies, en facilitent la cicatrisation.

---

143 — POIS CHICHE

Le Pois chiche, qu'on appelle aussi *Pois bécu*, croît naturellement en Italie; en Espagne ; on le rencontre même en Languedoc. Malgré qu'il croisse naturellement en Italie, on cultive ce légume comme comestible, comme nous le faisons des pois verts. Il se cultive aussi facilement dans les climats tempérés que les différentes espèces de pois que l'on sert sur nos tables. Dans l'usage externe le Pois chiche est résolutif et émollient. On en emploie alors les semences pilées et appliquées en cataplasmes ; leur farine s'emploie de la même façon.

Les pois chiches ont une propriété qui leur est particulière : c'est le légume qui perd le plus de son goût par la torréfaction et qui approche le plus de celui du café.

Et si l'on mêle partie égale de l'un et de l'autre, surtout des pois chiches qui croissent dans les climats chauds, il est aisé de s'y méprendre.

---

144 — POIVRE

Le poivre croît dans l'Inde et dans les pays très chauds. Le fruit du Poivrier est la seule partie de la plante dont on fasse usage.

Le fruit est une baie sphérique. Elle est verte quand elle est récente, mais en séchant elle brunit, se durcit et se ride ; c'est ridée ainsi que nous la voyons en Europe. Le Poivre est employé dans la médecine et dans les aliments, soit en grains, soit en poudre, ou seulement concassé. Trois ou quatre grains de poivre avalés tout entiers, après le repas, fortifient l'estomac et chassent les vents. Le poivre s'emploie aussi en grains entiers, dans la soupe ; il facilite la digestion, réveille l'appétit et apaise les douleurs de la colique.

---

145 — POREAU OÙ POIREAU

On fait peu attention à cette plante, parce qu'elle est commune et qu'elle est potagère ; néanmoins ses vertus méritent de la considération.

Le Poireau ne demande qu'une culture ordinaire,

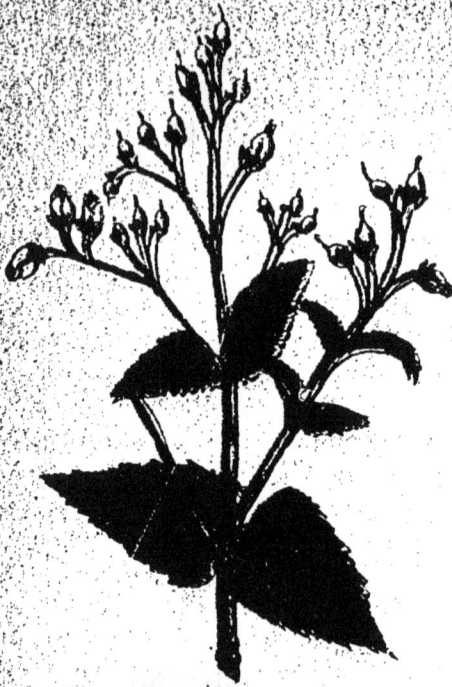

Grande Scrofulaire

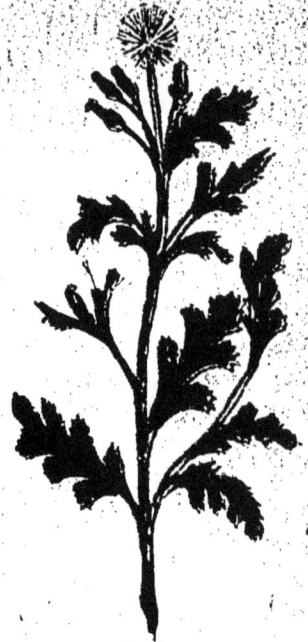

Seneçon

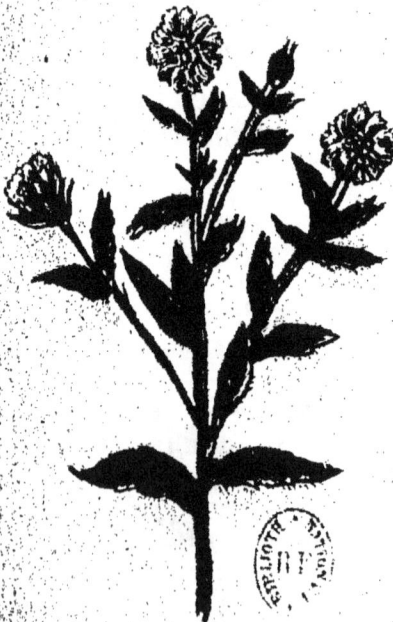

Souci Sauvage

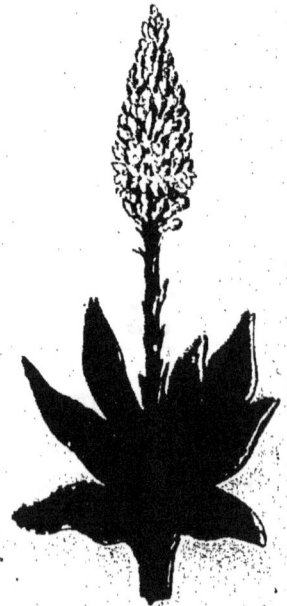

Squille

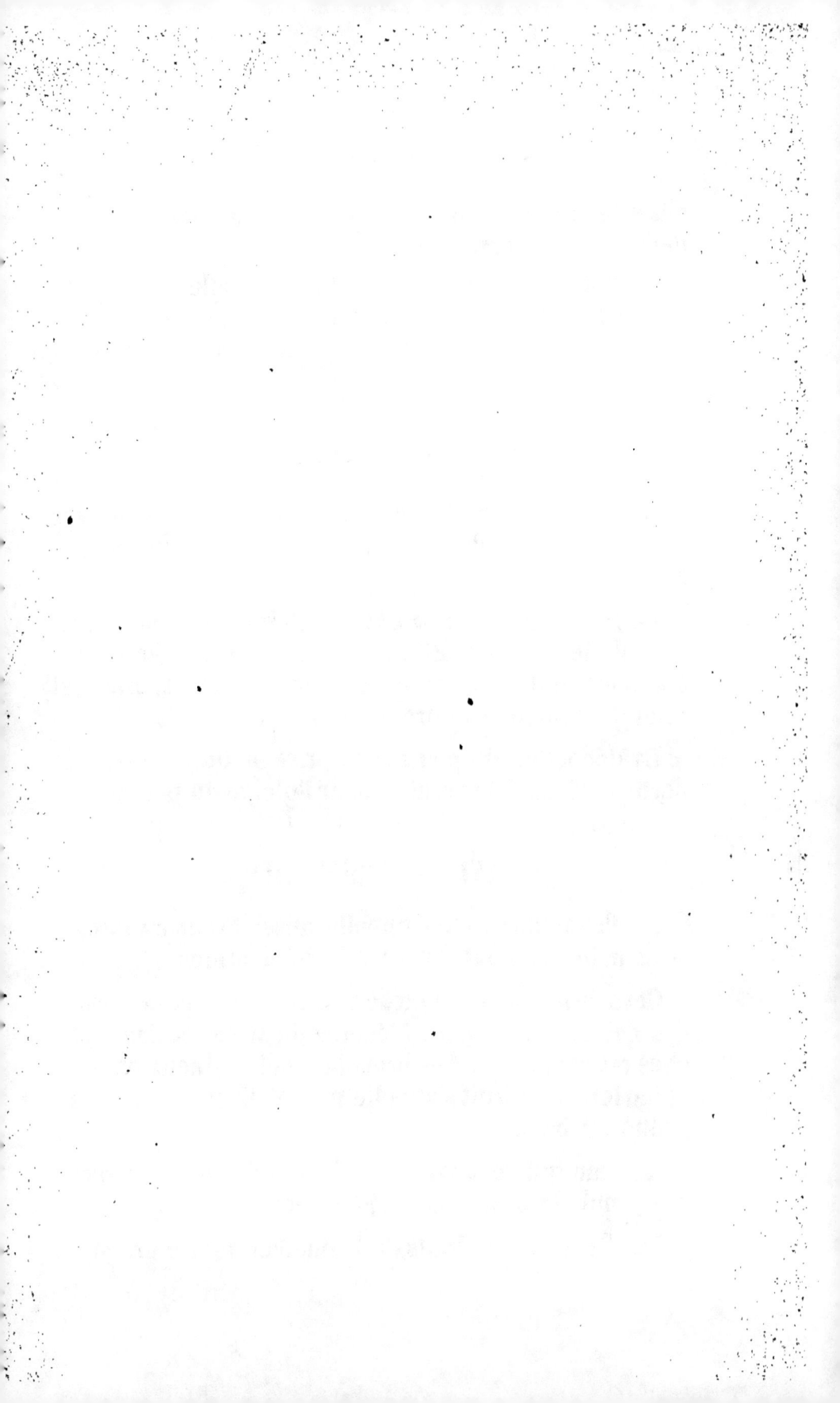

aussi le trouve-t-on presque toujours abondamment dans les potagers.

Le Poireau est apéritif, béchique, résolutif et diurétique. Le bouillon de poireaux et de navets est utile dans l'extinction de voix ; il facilite l'expectoration et fortifie la poitrine.

_____

146 — PRÊLE

On trouve cette plante en particulier dans les fossés et les lieux humides. Sa racine est très vivace, fibreuse et rameuse.

La Prêle ou *Queue de Cheval* atteint 50 à 60 centimètres de hauteur. Elle est formée d'une suite d'articulations emboitées les unes dans les autres. Elle est ronde, cannelée et dure au toucher.

La décoction un peu forte, prise matin et soir, à la dose de 30 gr. est très utile pour l'ulcère du poumon.

_____

147 — PRUNELLIER

Le Prunellier qu'on appelle aussi *Prunier sauvage*, croît naturellement dans les terrains arides.

Cet arbrisseau, dont on se sert utilement pour former des haies, s'élève peu. L'écorce du tronc et des branches est rougeâtre. Les branches se terminent par une épine forte. Le fruit s'appelle prunelle, prune sauvage, prune ou baie.

La peau qui recouvre le fruit une fois mûr est bleuâtre, mais la chair est toujours verte.

Les fleurs et les fruits du Prunellier sont d'usage en

médecine: on retire des fleurs, après deux jours de macération dans le vin, une eau distillée qui, d'après Chomel, est sudorifique et très utile dans la pleurésie. La dose est de 120 à 140 gr. Les fleurs, suivant le même auteur, sont laxatives. La vertu du fruit est différente suivant le degré de maturité: encore vert, il est astringent; mur, il est laxatif. Dans le nord de la France, dans le Cambrésis principalement, le fruit du Prunellier est universellement connu sous le nom de *Fourdraine*.

Les ménagères en font, avec l'eau-de-vie, un cassis excellent qui a la propriété de faciliter la digestion et de calmer les maux du ventre et de l'estomac.

148 — PULMONAIRE DE CHÊNE

On a appelé cette mousse Pulmonaire à cause de ses propriétés pour combattre les maladies de poitrine et Pulmonaire de chêne, parce que c'est ordinairement sur les troncs des chênes qu'on la trouve. Elle croît néanmoins aussi sur les hêtres et même sur les pierres mousseuses.

En Franche-Comté et en Lorraine, où cette plante est très commune, on l'emploie en infusion théiforme, à la dose d'une poignée par demi-litre d'eau bouillante ; on l'appelle, dans ces contrées, *Thé de Vauge*.

149 — PYROLE

La Pyrole croît dans les bois ; elle se plaît dans les terrains humides et ombragés. Toute la plante a un goût amer et fort astrigent : on l'emploie intérieurement et extérieurement ; on se sert surtout des feuilles qu'on donne en infusion théiforme, comme les autres vulnéraires : on l'ordonne aussi en substance en poudre, à la dose depuis un 1/2 gramme jusqu'à 2 grammes 1/2.

La Pyrole est vulnéraire et astrigente : c'est un fébrifuge moins échauffant que les autres vulnéraires.

Cette plante convient dans les inflammations de poitrine, dans les hémorragies, dans les cours du ventre. Extérieurement, on s'en sert pour arrêter le sang et pour déssécher les plaies. On l'emploie en onguent et en emplâtre. On appelle encore cette plante verdure d'hiver, parce qu'elle a la propriété de conserver la verdure de ses feuilles, alors que les frimas ont désséché celle des autres plantes.

150 — RAIFORT NOIR

Le Raifort noir se cultive dans les jardins sous le nom de *Rémolas* ou *Radis noir*.

C'est un excellent digestif et un très bon stimulant.

Son emploi est très utile pour les langueurs d'estomac et les dyspepsies. Le Raifort noir rend aussi de très grands services comme antiscorbutique.

151 — RAISIN DE RENARD

Le Raisin de renard croît naturellement en Europe. On le rencontre dans les forêts; il se plaît dans les lieux ombrageux et dans les terres grasses.

La tige est toujours unique, droite, cylindrique, solide et herbacée. Ses feuilles sortent du sommet de la tige, elles sont ordinairement au nombre de quatre, disposées en croix sur un seul rang.

Toute la plante a une odeur désagréable ; pilée et appliquée en cataplasme, elle est utile pour les charbons pestilenciels, pour adoucir l'inflammation. Suivant Tragus, le même cataplasme est estimé très souverain pour les panaris.

---

152 — REINE DES PRÉS

La Reine des Prés croît assez communément dans nos climats, elle se plaît dans les terrains gras et humides.

Elle vient sans culture dans les prés, sa tige atteint un mètre de hauteur ; elle est rougeâtre, rameuse, lisse et dure ; ses fleurs très petites sont blanches et disposées en bouquets à l'extrémité supérieure des tiges.

On l'emploie à la dose de 20 à 30 grammes de fleurs et de feuilles par litre d'eau.

Elle est diurétique, astringente et tonique. On en prend ordinairement deux ou trois tasses par jour.

---

153 — RIZ

On cultive cette plante aux Indes ; sa domesticité est ancienne en Italie, en Espagne et en d'autres climats de même température.

Le Riz se plaît dans les terrains humides et marécageux. On connaît peu d'aliments plus propres à
adoucir l'âcreté du sang et le tempérer.

Il est utile aux personnes épuisées par des hémorragies, aux étiques, aux pulmoniques, aux femmes qui
ont souffert des pertes excessives. Il épaissit le sang ;
cette dernière vertu le rend peu propre aux personnes
sédentaires dont les occupations sont moins manuelles
qu'intellectuelles. Tout le monde sait qu'on fait d'excellents potages avec cette semence.

---

154 — ROCOU

Le Rocou est un arbuste de médiocre grandeur qui
croît dans plusieurs contrées de l'Amérique et se plaît
dans les terrains humides. Il pousse plusieurs tiges
droites, rameuses et flexibles.

Le Rocou est très employé dans la teinture des étoffes;
on s'en sert même pour teindre la cire.

Les Américains se peignent le corps avec le Rocou
et les Indiens le font entrer dans la composition de leur
chocolat pour lui donner de la couleur.

---

155 — ROMARIN OFFICINAL

Le Romarin est un arbuste haut d'un mètre environ.
Ses feuilles sont toujours vertes, ses fleurs sont petites,
blanches ou bleues. La plante entière exhale une odeur
forte, aromatique et agréable.

Le Romarin a de nombreuses propriétés; on l'emploie

avec succès dans les diarrhées, la paralysie, l'asphyxie, l'apoplexie et les vertiges.

L'infusion comprend 20 à 30 grammes par litre.

156 — RONCE

La Ronce croît partout dans les haies, les buissons et dans les champs incultes. Tous les terrains lui sont propres, excepté les marais ; on la trouve aussi communément aux bords des ruisseaux et sur les montagnes. Ses tiges, très fortes et remplies d'épines, sont traînantes et longues de plusieurs mètres.

Ses feuilles sont d'un vert assez foncé, ses fleurs sont blanches ou roses et laissent place à des mûres qui deviennent noires à la maturité.

Les feuilles sont astringentes et employées comme gargarisme à la dose de 20 à 50 grammes par litre d'eau.

Dans les crachements de sang et les pertes blanches ou rouges, la dose est de 10 à 25 grammes.

157 — ROSE DE PROVINS

Cette espèce de rosier se cultive de même que les autres. On pourrait présumer qu'elle a été cultivée plus particulièrement dans la ville dont elle porte le nom, qu'ailleurs.

Néanmoins rien ne l'assure ; on cultive cette espèce à Provins, mais on la cultive en beaucoup d'autres lieux.

On emploie extérieurement les roses en cataplasmes et en fermentation : on fait bouillir les roses dans le gros vin et on applique le marc sur les parties souffrantes.

Le remède est propre à affermir les ligaments de la matrice et à arrêter les pertes de sang, à fortifier les parties nerveuses foulées, à prévenir les abcès dans la tête, à la suite des chutes ou des coups reçus sur cette partie.

---

158 — RUE DE MURAILLE

La Rue de muraille, que l'on appelle aussi Sauve-vie à cause de ses vertus et Perce-pierre à cause de sa manière de subsister, croît et se plaît sur les rochers et dans les murailles. Les feuilles s'emploient en infusion et en tisane, à la dose d'une poignée dans un demi-litre d'eau, à laquelle on ajoute 60 grammes de sucre.

Des mêmes feuilles séchées, on fait un sirop et on retire une poudre que Mathiode ordonne pour les hernies des enfants. Il en prescrit l'usage, pendant un mois, à la dose de un gramme par jour.

Cette plante est excellente dans les maladies de poitrine et dans la pulmonie. Chomel dit avoir fait vider un abcès dans la poitrine à un malade qui avait été mal guéri d'une pleurésie, en lui faisant prendre la tisane de Sauve-vie pour boisson ordinaire.

---

159 — SALSEPAREILLE

Cet arbrisseau est originaire du Brésil, on le rencontre dans les pays chauds, principalement en Italie, en Espagne et au Portugal. Ses tiges sarmenteuses et épineuses ressemblent à la ronce de nos pays. Elle pousse parfaitement dans les terrains secs, arides et sur les rochers qui bordent la mer.

Sa racine est un puissant dépuratif qui rend de grands services dans l'altération du sang et dans la syphilis.

On l'emploie en décoction de 30 à 100 grammes par litre d'eau; on doit laisser bouillir jusqu'à réduction de moitié.

---

160 — SALSIFIS

Le salsifis est un légume bien connu de nos ménagères.

Il croît dans tous les endroits où on veut le cultiver ; il vient dans les prés et dans les terrains incultes. C'est alors qu'on le nomme *Salsifis sauvage*.

Le salsifis sauvage a les mêmes propriétés que le Salsifis commun et les plantes sont empreintes d'un suc laiteux. La racine est la partie que l'on emploie le plus ordinairement en médecine et dans les aliments. Elle est apéritive, pectorale ; on en fait une eau distillée que l'on regarde comme cordiale et sudorifique.

---

161 — SAPONAIRE OFFICINALE

Cette herbe, très connue le long des fossés et des chemins, se plaît aussi dans les endroits humides et ombragés. On la nomme vulgairement *Herbe à Foulon* et *Herbe à savon*.

Toute la plante est utilisée en médecine. On l'emploie avec succès dans les engorgements lymphatiques, les maladies de peau et les dartres surtout. On l'emploie en décoction à la dose de 80 à 90 grammes par litre d'eau, que l'on boit tiède.

---

162 — SAUGE DES BOIS

Cette plante se trouve en France et en Angleterre. C'est dans les haies et dans les lieux incultes qu'elle se rencontre le plus communément. Sa tige est vivace, dressée et très rameuse ; ses feuilles opposées deux à deux, sont ovales, assez longues et d'un vert grisâtre. Ses fleurs naissent au sommet des tiges et des rameaux.

Toute la plante a une odeur aromatique et agréable, elle est amère et un peu piquante.

On l'ordonne en infusion dans l'hydropisie ; on la fait infuser dans le vin blanc et on l'administre à la dose de deux ou trois verres de vin par jour.

On en ordonne aussi dans les maladies vénériennes comme un bon sudorifique.

---

163 — SAULE BLANC

Cette arbre se rencontre dans toute l'Europe ; il se plaît dans les terrains humides, aux bords des rivières et des ruisseaux.

C'est l'écorce de ses jeunes pousses de 2 à 3 ans que l'on récolte au printemps avant la poussée des feuilles, que l'on emploie en médecine. C'est un des meilleurs fébrifuges de nos pays pour combattre et faire disparaître les fièvres intermittentes.

On l'emploie sous forme de décoction à la dose de 30 à 35 grammes d'écorces sèches et concassées, par litre d'eau.

---

194 — SAXIFRAGE OU PERCE-PIERRE

Le Saxifrage se rencontre dans les haies et dans les bois, il croît surtout dans les pays froids. Sa tige atteint 15 à 25 centimètres de hauteur, elle est velue et rameuse.

Les fleurs poussent au sommet des tiges et des rameaux, elles sont rosacées ou blanches et disposées en grappes.

On cueille les tubercules dès que la plante fleurit, car bientôt après la floraison les tiges sèchent et les tubercules disparaissent.

Le Saxifrage est très utile pour combattre l'engorgement du foie et de la rate. On l'emploie en décoction, à la dose de 15 à 30 grammes.

---

165 — SCEAU DE NOTRE-DAME OU RACINE VIERGE

Cette plante se trouve dans les bois ; on la rencontre peu dans les climats tempérés, mais elle est commune dans les provinces méridionales. Ses tiges sont des sarments grêles qui n'ont point de vrilles, comme celles de la Couleuvrée Bryone. Elle s'attache, sans secours, aux objets voisins, en se roulant de l'est à l'ouest, en passant par le sud et suivant le mouvement diurne du soleil.

La racine de cette plante est remplie d'un suc visqueux, elle a une saveur âcre qui n'est pas désagréable. Les gens des campagnes s'en servent écrasée et appliquée en cataplasmes, pour guérir les meurtrissures et les contusions.

166 — GRANDE SCROFULAIRE

Cette plante croît dans les bois ; elle se plaît dans les terrains humides : elle s'élève à la hauteur de 70 à 80 centimètres. Ses tiges sont quadrangulaires, droites, très légèrement velues et rameuses. Les fleurs sont disposées en espèce de corymbe, au sommet de la tige et des rameaux, alternativement et en opposition. Les racines et les feuilles passent pour un excellent remède contre les dartres vives, la goutte et les hémorrhoïdes.

Prenez, en automne, les racines de cette plante, pilez-les avec du beurre frais et mettez-les pendant quinze jours à la cave, dans un pot de grès bien bouché ; vous pourrez alors vous en servir.

167 — SÉNEÇON

Cette plante est commune dans toute l'Europe, elle croît abondamment dans les potagers et se plaît dans les terres fortes.

Elle se niche ordinairement dans le bas des murailles et parmi les pierres ; sa hauteur n'excède guère 30 centimètres

On applique le cataplasme de Seneçon sur les mamelles dans lesquelles le lait est grumelé, sur les hémorroïdes et sur les parties affligées de la goutte.

168 — SOUCHET

Cette plante croît dans les marais et sur le bord des étangs, le long des ruisseaux et dans les terrains humides. Sa tige s'élève droite et triangulaire ; elle n'a aucune ramification. Le sommet de la tige se termine par un groupe de feuilles du même caractère que les caulinaires ; c'est du centre de ces feuilles que s'élèvent les fleurs.

C'est de la racine dont on fait particulièrement usage ; on l'emploie en subtance, en infusions et en décoction à la dose de 4 à 8 grammes. Elle est très utile pour provoquer les écoulements périodiques, pour apaiser les douleurs de la colique, pour dissiper les ventuosités.

169 — SOUCI SAUVAGE

Cette plante se trouve dans presque toute l'Europe ; elle abonde dans les vignes et dans les jardins. La tige est en partie droite et en partie couchée. Les feuilles sont alternes, simples, pointues et irrégulières.

Les fleurs sont jaunes et naissent à l'extrémité des tiges et des rameaux.

On emploie la plante en infusion dans le vin blanc,

On tire le sucre, qui se prescrit à la dose de 30 à 60 gr.

L'eau distillée de cette plante est très utile dans les maladies des yeux.

Les feuilles de Souci, mangées en salade, sont un bon remède pour les écrouelles.

---

170 — SQUILLE

La Squille, appelée aussi *Seille rouge*, croît naturellement dans les sables des bords de la mer, dans les pays chauds, surtout en Espagne et en Sicile. Sa racine est un bulbe rougeâtre formé de plusieurs tuniques charnues, épaisses, garnies à la base de plusieurs fibres longues, simples et peu rameuses.

On ne fait usage que de la racine, qui est appelée vulgairement Oignon de Squille. La préparation de l'oignon de Squille est de le faire sécher et le réduire en poudre. On emploie la poudre en potion dans les affections hystériques et dans l'hydropisie, à la dose de 1 à 2 grammes par litre d'eau.

---

171 — STAPHISAIGRE OU HERBE AUX POUX

Cette plante croît naturellement dans les pays chauds, on la trouve dans l'île de Crète, dans la Calabre ; elle croît en Languedoc et en Provence. Elle se plaît dans les terrains ombrageux, on la cultive dans les climats tempérés.

Ses tiges s'élèvent à la hauteur d'environ 60 centimètres, elles sont droites, cylindriques, velues et rameuses.

La Semence de cette plante est la partie dont on fait ordinairement usage en médecine, sa grande propriété est de détruire la vermine.

On en fait un onguent gris qui fait mourir les poux de toutes espèces. On s'en sert aussi pour guérir la gale.

---

172 — STŒCHAS

Le Stœchas croît en Arabie, il croît aussi dans nos provinces méridionales, en Languedoc, en Provence et particulièrement dans les îles d'Hyères, sur la côte de Provence, vers Marseille. On la cultive facilement dans les climats tempérés.

Le Stœchas pousse plusieurs tiges qui s'élèvent à la hauteur de 50 à 60 centimètres. Les tiges sont droites, carrées, rougeâtres et rameuses. Les fleurs naissent au sommet des tiges et des rameaux, rassemblées en épis. Chaque épi est couronné par une aigrette de feuilles purpurines, simples, entières, ovoblongues, terminées en pointe.

On ne fait usage, en médecine que des épis fleuris de Stœchas; on les apporte de la Provence et du Languedoc.

On doit les choisir gros, bien nourris, garnis de beaucoup de fleurs de couleurs vives, et surtout d'une odeur aromatique très prononcée, c'est un témoignage de vieillesse quand la couleur et l'odeur sont faibles.

Le Stœchas est céphalique, hystérique, apéritif, détersif et atténuant ; on l'emploie en infusion dans le vin blanc, à la dose d'une poignée dans un verre ordinaire.

L'usage de Stœchas est propre aux maladies du cerveau

dans l'apoplexie et la paralysie, les tremblements de membres et les vertiges : il excite l'urine et facilite les écoulements périodiques.

---

173 — SUREAU A FRUITS NOIRS

Le Sureau, nommé vulgairement Saü ou Saoü, est un arbuste assez fort qui, laissé en arbre, peut devenir assez grand. Ses feuilles sont ailées et finement dentées en scie.

Ses fleurs, très odorantes sont disposées en corymbe à l'extrémité des rameaux ; elles font place à de petites baies noires à leur maturité. On les récolte dès qu'elles commencent à s'ouvrir et on les fait sécher à l'ombre.

L'infusion se fait à la dose de 10 à 20 grammes par litre d'eau, elle est d'un emploi très utile contre les ophtalmies légères.

Dans l'hydropisie, on fait des cataplasmes de feuilles de Sureau, cuites dans une quantité d'eau égale à la quantité employée.

L'écorce des jeunes pousses, employée en infusion, à la dose de 15 à 20 grammes, est d'un excellent effet comme diurétique.

---

174 — TACAMAHACA

Le Tacamahaca est une espèce de peuplier qui croît dans l'Amérique septentrionale. On le cultive en Europe. Il réussit en pleine terre, pourvu que l'on ait soin de lui donner un sol humide, avec une exposition chaude et à l'abri des gelées. Le bois de cet arbre laisse couler naturellement un suc résineux qui se convertit en larmes pâles : on tire aussi ce suc en faisant des incisions aux branches. Celui que l'on obtient de cette manière est rouge, jaune ou brun, suivant la partie où l'incision a été faite. C'est ce suc que l'on emploie en médecine sous le nom de gomme tacamaque. On en fait usage extérieurement ; elle est astringente, vulnéraire et résolutive.

On en fait des emplâtres. L'emplâtre stomachique s'applique utilement sur la région épigastrique pour fortifier l'estomac, réveiller l'appétit et chasser les vents.

On emploie l'emplâtre de gomme tacamaque pour les vapeurs hystériques, pour la suffocation utérine et pour les maladies de matrice ; on l'applique sur le nombril. Cette gomme est propre aussi à apaiser les douleurs du rhumatisme et de la goutte, à résoudre les tumeurs.

---

175 — TALICTRON

Cette plante se trouve abondamment le long des chemins et dans les terrains incultes. Sa tige s'élève à la hauteur de 60 centimètres ; elle est ronde, ferme, légèrement velue et rameuse. Les fleurs naissent au sommet de la tige et des rameaux, disposées en épi.

L'herbe se prépare en infusion et en décoction ; elle est vulnéraire et astringente ; on en fait aussi des cataplasmes propres à guérir les plaies et nettoyer les ulcères.

176 — TANAISIE

Cette plante est très connue le long des chemins, des haies, sur le bord des bois et des fossés. Sa hauteur atteint jusqu'à un mètre, ses fleurs sont jaunes, disposées en corymbe à l'extrémité supérieure de chaque tige. Ses graines très petites et fort nombreuses sont employées en médecine comme vermifuge.

L'infusion se fait à la dose de 5 à 10 grammes. On a également employé avec succès la Tanaisie contre les fièvres intermittentes et les vertiges.

Les feuilles de Tanaisie cuites dans l'eau et appliquées en cataplasmes sur le ventre agissent énergiquement comme vermifuge.

177 — TÉRÉBINTHE

Cet arbre se trouve particulièrement dans l'île de Chio; son bois est dur et résineux, l'écorce est épaisse.

On fait des incisions à différentes hauteurs du tronc et aux grosses branches pour donner issue à la thérébenthine, qui est alors dans un état fluide; on la recueille avec soin et le commerce l'apporte dans tous les pays. On tire des différentes espèces de thérébenthine un esprit ou huile essentielle qui s'emploie à la dose de 6 gouttes jusqu'à 20 pour exciter les urines et dans la gonorrhée.

La térébenthine entre dans la composition de plusieurs

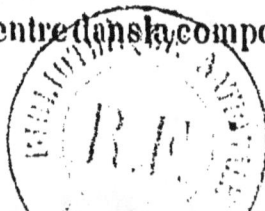

vernis ; l'essence enlève facilement les tâches faites par les substances grasses ou par des couleurs employées à l'huile.

---

178 — THÉ A FOULON OU CULEN

Cet arbrisseau a été apporté en France vers 1744 : il est de hauteur médiocre et d'un port assez beau, on peut le placer avantageusement dans les bosquets où il figure agréablement ; son bois est souple, les branches sont creuses et moelleuses et disposées alternativement.

Le Culen du Chili qui est celui-ci est connu en Chine sous le nom de Thé à foulon, les feuilles y sont employées en infusion comme du thé pour les maladies de la peau. Ce remède mériterait d'être plus connu en Europe.

---

179 — TILLEUL

Le Tilleul, que l'on appelle dans divers départements *Tillot*, *Til*, etc., est un des arbres les plus répandus dans nos promenades. La beauté de son port et la rapidité de son accroissement lui ont valu un rang distingué parmi les arbres qui ornent nos jardins.

L'infusion des fleurs de Tilleul se fait à la dose de 20 à 30 gr. pour les personnes atteintes de migraines, de vertiges, de lourdeurs de tête et de mauvaises digestions.

Les fleurs se récoltent par un temps sec et on les fait sécher à l'ombre si on veut leur conserver leurs propriétés.

180 — TORMENTILLE

La Tormentille est commune dans les bois en Europe ; elle se plait dans les terres sablonneuses et humides. La racine est un pivot informe, garni d'une quantité de fibres rameuses. Les tiges ne dépassent guère la longueur de 40 centimètres ; elles sont droites ou étendues à terre ; elles sont cylindriques, grêles, faibles, rameuses. Les fleurs naissent solitaires au sommet des tiges et des branches.

La racine est la partie de la plante qu'on emploie en médecine ; elle a un goût amer : on la prépare en infusion et décoction ; en tisane, elle entre dans les apozèmes astringents. Pour faire sécher la racine, on la dépouille de ses fibres et la poudre qu'on en obtient entre dans les compositions cordiales et astringentes, à la dose de 2 à 4 grammes.

La dose de racine fraîche dans les infusions et les décoctions est de 8 à 16 grammes, dans un 1/2 litre d'eau. Elle est employée pour arrêter les vomissements, les hémorragies et les flueurs blanches.

Suivant certains docteurs, elle est propre à réagir contre l'avortement en prenant la décoction adoucie avec le sucre, à la dose de 30 gr. de 6 en 6 heures.

---

85 — TROÊNE

Le Troène croît naturellement dans les forêts ; on le cultive utilement pour l'agrément des jardins ; on l'emploie en palissade dans les bosquets.

C'est un arbrisseau de 1 à 2 mètres de hauteur ; il conserve sa verdure fort avant dans l'arrière saison. Les fleurs sont blanches et en bouquets, les fruits sont de petites baies noires à leur maturité, qui résistent tout l'hiver.

On ordonne les feuilles dans les hémorragies et les crachements de sang. La décoction se fait à la dose de 100 grammes par litre d'eau. On les emploie aussi en gargarisme, contre le scorbut, pour apaiser les inflammations de la gorge, et pour raffermir les gencives.

---

182 — TUSSILLAGE OU PAS D'ANE

Le Tussillage porte le nom vulgaire de *Pas d'Ane*, à cause de la forme de ses feuilles : ses fleurs présentent une certaine particularité, parce qu'elles apparaissent avant ses feuilles. Les fleurs d'un joli jaune, solitaires, apparaissent au printemps, au commencement d'avril.

La récolte des fleurs de Pas d'Ane se fait au commencement de la floraison ; on doit les faire sécher à l'ombre ; celle des feuilles aussitôt qu'elles apparaissent

L'infusion de fleurs ou de feuilles comprend 15 à 30 grammes par litre d'eau. Cette infusion peut être utilisée avec succès dans les catarrhes chroniques, la toux, les affections pulmonaires et l'asthme.

On fume aussi les feuilles séchées, qui sont très souveraines pour les personnes asthmatiques.

183 — VALÉRIANE

Cette plante, assez commune dans les prairies humides et dans les bois, est cultivée dans les jardins à cause de la bonne odeur qu'exhalent ses fleurs. Sa tige droite et peu rameuse atteint 1 mètre 50. Ses feuilles sont peu nombreuses, lisses et découpées. Ses fleurs de couleur rosée sont disposées en bouquet à l'extrémité supérieure de la tige.

On emploie la racine seule, en médecine, contre les maladies nerveuses, telles que convulsions, l'épilepsie et les fièvres intermittentes.

La décoction est de 20 à 25 grammes par litre d'eau.

---

184 — VANILLE

La Vanille est une plante semi-parasite, qui croît à la Guyane et dans quelques parties de l'Inde, elle se plaît près des bords de la mer, dans les lieux sujets à être submergés par les hautes marées. Les tiges sont cylindriques, charnues, fibreuses et rameuses.

Les feuilles sont alternes, entières, ovales, pointues et marquées de nervures longitudinales, vertes au dessus, pâles en dessous. Les fleurs naissent au sommet des tiges et dans les aisselles des feuilles disposées en panicules.

La Vanille est un excellent cordial, propre à réchauffer l'estomac, à le fortifier, à dissiper les ventuosités, à faciliter la digestion.

La vanille entre, comme tout le monde le sait, dans la composition du chocolat et dans plusieurs liqueurs spiritueuses.

---

185 — VELAR OU HERBE AUX CHANTRES

Cette plante, que l'on appelle Herbe aux Chantres, pousse le long des chemins et dans les haies. Sa tige atteint la hauteur de 30 à 40 centimètres ; elle est grêle et rameuse. Les feuilles, d'un vert bleuâtre, sont assez grandes et allongées ; ses fleurs, très petites, sont jaunes et disposées en épis à l'extrémité des rameaux.

Les feuilles sont très utiles pour combattre l'enrouement, on les emploie en infusion, à la dose de 25 à 30 grammes par litre d'eau. Les chanteurs et orateurs feront bien d'en faire usage ; elle leur rendra de grands services.

---

139 — VÉRONIQUE OFFICINALE

Cette plante, nommée vulgairement *Herbe Saint-Pierre* ou *Thé d'Europe*, croît dans les bois montagneux, les collines sèches et les terrains pierreux. Ses tiges sont longues de 25 à 35 centimètres, sont rampantes, dures, rondes et velues.

La Véronique a un goût amer et presque sans odeur. On la fait sécher, et elle acquiert une odeur ressemblant à celle du thé, d'où vient son nom de Thé d'Europe.

La Véronique est d'un bon emploi contre les migraines et les douleurs de tête.

Elle est aussi très utile dans la toux sèche, l'asthme et les crachements de sang. On l'emploie avec succès en infusion, à la dose de 20 à 30 gr. par litre d'eau.

---

187 — VESSE DE LOUP

La Vesse de Loup ou *Lycoperdon* est connue un peu partout.

On récolte ce petit champignon à sa maturité, époque où il est rempli d'une poudre excessivement fine, qui est employée avec succès pour arrêter le flux hémorroïdal et pour dessécher les vieux ulcères, étant appliqué dessus.

On n'emploie la Vesse de Loup qu'extérieurement.

---

188 — VIGNE

Tout le monde connait la Vigne, cet arbrisseau dont on retire le vin est aussi d'une grande utilité au point de vue médical.

Les feuilles de Vigne ; employées en infusion à la dose de 20 à 25 grammes par litre d'eau, sont employées comme collyre dans l'inflammation des yeux.

Le vin est un tonique et stimulant par excellence.

---

189 — VIOLETTE

On trouve la Violette un peu partout, le long des fossés, dans les haies et les prairies ; elle fleurit au printemps.

On emploie les fleurs comme expectorant dans les bronchites, les rhumes, les catarrhes et les maux de gorge. L'infusion est de 5 à 10 grammes par litre d'eau.

———

190 — VIORNE OU CONDRE MOINSINNE

Cet arbrisseau, que l'on appelle encore *Mausienne*, croît dans les haies, dans les bois, dans les terrains rudes et montagneux.

Il s'élève d'environ 1 mètre, ses tiges sont menues, flexibles, le bois est blanc et l'écorce blanchâtre.

On tire des feuilles de cet arbrisseau une eau distillée très utile pour la maladie des yeux.

On fait avec les fruits et les feuilles une décoction utile pour les inflammations de la bouche et de la gorge.

La Viorne fleurit en été et les fruits sont mûrs en automne.

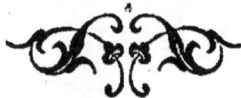

Recettes Utiles

RECETTES

d'un usage journalier et d'une utilité indispensable

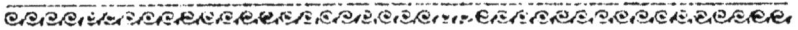

DEUXIÈME PARTIE

1 — AMBRE

Manière de souder l'Ambre. Voici comment on peut souder les morceaux d'Ambre de manière à ne pas apercevoir les traces du joint : on passe sur les bords de l'Ambre une couche d'huile de lin, on presse l'un contre l'autre tandis qu'on les tient sur des charbons de bois incandescents. Au lieu de l'huile de lin, on peut employer aussi une solution de potasse caustique et agir pour le reste de même que ci-dessus.

2 — ARGENTURE

Argenture des métaux. — On prend ce qui suit :

Nitrate d'argent	10	parties
Cyanure de potassium	25	»
Crème de tartre	10	»

Blanc d'Espagne en poudre 100 parties
Mercure 1 »
Eau distillée 100 »

On fait dissoudre le nitrate d'argent et le cyanure, chacun dans la moitié de l'eau distillée, et on mélange les deux liquides ; d'un autre côté, on triture ensemble dans un mortier la crème de tartre, le blanc d'Espagne et le mercure ; on délaie cette poudre dans une certaine quantité de liquide et on l'étend avec un pinceau sur l'objet à argenter. Après quelques minutes on nettoie la surface avec une brosse pour enlever la poudre.

---

3 — ARMES

Nettoyage des Armes de chasse. — L'entretien constant des carabines et fusils de chasse contribuant à la conservation et au bon usage de ces armes, nous donnons ci-après une recette pour la préparation d'une huile spéciale propre à l'entretien des armes.

L'huile de pied de bœuf purifiée peut seule être employée, en ayant soin de la clarifier par le procédé suivant : se procurer de la bonne huile dans une bouteille en verre, introduire dans cette bouteille quelques morceaux de plomb en feuilles, rendus polis et brillants.

Le tout sera alors exposé au soleil. Après quelques semaines, toutes les impuretés auront disparu ou adhéreront au plomb. L'huile ainsi clarifiée sera couleur d'eau

---

4 — AVOINE

Moyen d'économiser l'Avoine. — Ce moyen consiste à faire tremper l'avoine pendant quelques heures dans l'eau.

L'expérience a prouvé que par cet usage on peut diminuer la ration d'un tiers. Les chevaux, surtout ceux dont les dents sont usées, mâchent très imparfaitement l'avoine; d'autres la prennent avec tant d'avidité que la majeure partie échappe à la mastication et est en pure perte pour la digestion.

La macération dans l'eau durant 3 heures remédie à cet inconvénient; le grain se gonfle, se ramolit et les chevaux le digère mieux.

---

5 — BAROMÈTRE

Baromètre vivant. — Au moyen d'une sangsue, on peut fabriquer un baromètre qui fonctionne à merveille. A cet effet on prend un flacon de verre blanc qu'on remplit aux trois quarts d'eau claire, on introduit dans le flacon une sangsue et voilà le baromètre fabriqué. Quand l'animal se tient immobile au fond du flacon, le temps sera beau ; plus l'animal monte, plus il y aura apparence de mauvais temps ou de pluie ; quand la sangsue se montre inquiète et s'agite beaucoup il y aura vent ou tempête.

---

6 — BIÈRE

Fabrication d'une bière économique. — On prend :

Sucre	3.500	grammes
Coriandre	30	»
Houblon	300	»
Écorces d'oranges	40	»
Eau	50	litres

On fait bouillir pendant une demi-heure le houblon et les écorces d'orange dans 15 litres d'eau ; on ajoute la coriandre dans le mélange et on passe ; on ajoute le sucre au liquide qu'on introduit encore chaud dans un baril de la contenance de 50 litres, que l'on finit de remplir avec de l'eau ordinaire. On ajoute enfin 250 grammes de levure de bière délayée dans un peu d'eau et l'on agite bien pour mélanger le tout.

Au bout de quelques heures, la fermentation commence et la mousse est rejetée par la bonde ; à mesure que cette écume se produit, on entretient le baril tout à fait plein avec de l'eau ordinaire. Lorsque l'écume s'affaisse, la fermentation est alors suffisamment prolongée. On colle la bière avec 4 grammes de colle de poisson ramolie d'abord dans du vinaigre, puis dissoute dans un peu d'eau. Deux jours après on met en bouteilles.

2° On peut ainsi, en opérant comme ci-dessus, employer la recette suivante :

Houblon	125	grammes
Mélasse	1.200	»
Levure de bière	50	»
Eau	55	litres

Ou bien :

Houblon	50	grammes
Gentiane	50	»
Levure de bière	50	»
Mélasse	2.500	»
Eau	100	litres

7 — BOISSONS

Boisson économique, saine et très agréable.
On remplit un tonneau aux deux tiers et on y met dans
la proportion suivante, en supposant qu'il y ait 60 litres
d'eau :

Baies de Genièvre	10 kilos
Semences de coriandre	30 grammes
Pain de seigle sortant du four, coupé par morceaux	10 kilos

On bondonne légèrement le tonneau et on laisse
fermenter : lorsque la fermentation est terminée, on
remplit d'eau, on laisse reposer pendant trois semaines
et on tire au clair.

Autre boisson rafraîchissante. Dans la campagne
après les travaux des champs, et dans les villes, après
les grandes chaleurs, les travailleurs sont souvent
atteints de fièvres bilieuses compliquée, d'une soif inex-
tinguible.

Dans ce cas, on se trouvera bien de prendre au lieu
de vin, une boisson composée d'eau bouillie, puis re-
froidie, dans laquelle on ajoutera pour chaque litre,
une cuillerée de miel et une cuillerée d'eau-de-vie.

---

8 — CHAMPIGNONS

Moyen de rendre les Champignons inoffensifs.
Coupez les Champignons par morceaux de médiocre
grandeur, laissez-les pendant deux heures macérer
dans l'eau acidulée. Pour un 1/2 kilogramme de Champignons, il faut un litre d'eau, trois cuillerées à bouche
de vinaigre ou de gros sel.

Lavez ensuite les Champignons à grande eau, mettez

les à l'eau froide jusqu'à ébullition après une demi-heure, retirez-les, lavez-les encore et, après les avoir essuyés, préparez-les pour les servir. Les liquides qui ont servi à l'opération ont absorbé tout ce que le Champignon avait de malsain ; il faut les jeter soigneusement.

---

9 — CHEVEUX

Pommade pour faite croître les cheveux. — Prenez moëlle de bœuf et axonges frais, de chaque 5 hectogrammes ; faites fondre sur un feu doux. Retirez et remuez jusqu'à refroidissement ; ajoutez-y essence de bergamote 16 grammes ; essence de péroli 4 grammes ; essence de noyaux 1 gramme ; teinture de cantharides 4 grammes.

Cette formule, recommandée par un médecin spécialiste, produit des effets surprenants.

---

10 — CIDRE ET POIRÉ

Fabrication du Cidre et du Poiré. — On fait la cueillette des pommes et des poires, vers les mois de septembre ou octobre ; on entasse les fruits durant quelques temps, ils éprouvent ainsi, en partie, une certaine fermentation, qui les rend plus propres à la fermentation vineuse.

Après cela on les réduit en pulpe, soit entre des cylindres cannelés, soit sur les meules verticales, roulant dans une auge circulaire, soit au moyen d'une rape ; ensuite, on soumet la pulpe à un pressoir, pour en exprimer le jus. Ce jus est mis en tonneau.

Le résidu est humecté d'une certaine quantité d'eau et pressé de nouveau ; ce liquide est ajouté du premier jus. Le liquide entre peu à peu en fermentation mais elle ne devient bien sensible qu'au bout de quelques mois.

Pour la boisson, le Cidre est plus estimé que le Poiré, quoique celui-ci soit plus riche en alcool.

On fait des liqueurs fermentées ou du vin de groseilles, de baies de sureau, de mûres, de pêches, de prunes, d'abricots, de fraises, de framboises, etc.

Ces fruits son rapés, s'ils sont assez consistants ; sinon, on les écrase dans des paniers d'osier qu'on tient au-dessus d'une cuve ; le résidu est lavé, puis tout le liquide est mis en tonneau et abandonné à la fermentation, comme il est dit plus haut.

II — CIRAGES

Fabrication en grand d'un Cirage très bon et très économique. — On prend 3 k. 1/2 de noir d'ivoire, autant de Fécule de pommes de terre, 450 gr. d'acide sulfurique, 450 gr. d'acide hydrochlorique, 2 litres de vinaigre et 200 gr. d'huile d'olive ou de lin.

On délaie la fécule dans l'eau chaude, puis on la verse peu à peu dans l'acide sulfurique étendu de 6 fois son poids d'eau, en ayant soin d'agiter continuellement. Quelques minutes après la dernière addition, toute la masse est convertie en matière sucrée. On enlève du feu et on laisse refroidir. Pendant ce temps, on délaie le noir dans l'eau, on y mêle peu à peu l'acide hydrochlorique, on verse ensuite la liqueur sucrée puis le vinaigre et l'huile et enfin l'eau, jusqu'à ce que tout fasse une masse de 17 litres que l'on partage en 70 bouteilles de quart de litre. Comme ce cirage est susceptible de fermentation, il importe de remplir les bouteilles seulement aux neuf dixièmes pour ne pas exposer ces dernières à se casser.

Ce cirage est d'un noir très brillant; son adhérence est telle qu'il n'est point enlevé par le contact d'autres corps, jamais il ne s'écoule, parce que l'acide hydrochlorique forme un sel déliquescent, qui entretient la souplesse.

Excellent Cirage Anglais. — Prenez :

Noir d'os (noir d'ivoire)	5 hectogrammes
Sucre en poudre	2

Mélangez ces deux matières, ajoutez 40 grammes d'huile d'olive, remuez pour en faire un mélange bien homogène, ajoutez 50 gr. d'acide sulfurique et 50 gr. d'une dissolution non étendue d'indigo, puis étendez suffisamment le cirage d'eau de pluie.

La solution d'indigo se fait en mélangeant 1 partie d'indigo réduite en poudre très fine, avec 7 parties d'acide sulfurique mélangé, qu'on laisse reposer durant 24 heures.

Cirage imperméable. — Prenez :

Graisse de porc	125 grammes
Suif	250 »
Thérébentine	60 »
Cire jaune	65 »
Huile d'olive	72 »

Faites fondre et mêlez le tout. Frotter la chaussure avec cette composition, laissez-la ensuite environ 12 heures pour donner au cuir le temps d'absorber le liquide : vous ne sentirez aucune humidité, fussiez-vous obligé de marcher continuellement dans l'eau.

----

12 — CIRES

Cire à cacheter les bouteilles. — On prend :

Résine	10 parties
Suif	4 »
Cire jaune	20 »

On ajoute 5 parties d'ocre jaune ou de chromate de plomb, de minium, de bleu de Prusse, de noir de fumée, d'un mélange de bleu de Prusse et d'ocre jaune, suivant qu'on désire une cire jaune, rouge, bleue, noire ou verte. On fait fondre le tout dans un vase de terre, en remuant constamment et en retirant du feu quand la matière monte.

Pour cacheter ou goudronner les bouteilles, on trempe la partie saillante du bouchon et environ un centimètre du col dans la cire, qu'on tient en fusion dans un vase placé sur un feu doux, puis on remet la bouteille debout. La couche de cire ou de goudron doit être transparente et pas épaisse.

Cire à greffer. — On prépare la cire à greffer, en prenant :

Poix noire	15 parties
Résine	15 »
Cire jaune	20 »
Suif	6 »
Cendre très fine	4 »

On fait fondre les quatre premières matières dans un vase en fer, en remuant constamment, puis on y incorpore peu à peu la cendre.

Cire ou Onguent pour couvrir les plaies des arbres. Cette cire se compose de :

Plâtre	500	grammes
Bouse de vache	900	»
Cendre de bois	400	»
Sable silicieux	50	»

On mélange bien le plâtre, la cendre et le sable, puis on ajoute la bouse de vache et on pétrit le tout ensemble pour en former une pâte homogène.

Cire ou Enduit pour guérir les plaies des arbres. On fait fondre ensemble sur un feu doux 2 parties d'huile d'œillette, 2 parties de cire jaune, une partie de goudron et une partie de suif ou de graisse.

On ajoute à cette masse autant de suie qu'il en faut pour en faire un mortier consistant. Il convient de nettoyer la plaie de l'arbre avant d'y appliquer l'enduit.

---

13 — COLLES

Colle à bouche. On fait fondre un demi-kilo de colle de Flandre dans quatre litres d'eau ; on ajoute 125 grammes de cassonnade et quand le mélange est à peu près refroidi, on le verse sur un marbre bien uni et entouré d'un cadre ; on coule à l'épaisseur désirée et quand les planches coulées sont presque séches, on les coupe avec des ciseaux en petites tablettes de deux à trois centimètres de largeur sur six à sept centimètres de longueur et on laisse sécher.

Colle pour le verre et la porcelaine. On prend un mélange d'eau et d'eau-de-vie, à parties égales auquel on ajoute 35 grammes de térébenthine ; on délaie dans ce mélange 60 grammes d'amidon et 90 grammes de craie en poudre fine ; on agite bien pour faire un mélange homogène.

Colle Universelle. Cette colle consiste simplement en une dissolution de silicate de potasse. Au moyen de cette Colle on peut coller et souder ensemble les blocs de pierre, de marbre, de bois, de plâtre, de fer, de verre, etc.

Les objets les plus volumineux, comme les fragments les plus délicats peuvent être soudés avec cette colle, qui porte avec raison le nom de Colle Universelle ; il suffit de passer sur les surfaces à joindre une couche de la solution précitée et de les affronter.

---

14 — COMBUSTIBLE

Fabrication d'un Combustible très économique, pouvant remplacer avec avantage les charbons. Ce combustible se compose d'un mélange de sciure de bois ou de tan épuisé, d'argile ou de goudron de houille.

La sciure de bois et le tan épuisé sont des matières presque sans valeur, l'argile peut s'obtenir à très bas prix et le goudron de houille s'obtient aussi à un prix très minime dans les nombreux établissements de gaz des villes.

On prend 50 parties de tan et de sciure de bois et on y ajoute 20 parties d'argile ou de terre glaise. On triture ces matières pour en former un mortier bien consistant en y ajoutant une quantité convenable d'eau.

Ce mortier étant obtenu, on y ajoute 10 parties de

goudron qu'on mélange intimement par une nouvelle trituration, il suffit maintenant de transformer ce mortier, soit à la main, soit à l'aide de machines quelconques, en boulets auxquelles on donne la forme qu'on désire.

Ces boulets, qu'on laisse sécher dans un lieu sec et aéré, deviennent durs et peuvent facilement être maniés et emmagasinés. Ces boulets peuvent être avantageusement employés dans toutes sortes de foyers, ils brûlent longtemps et développent une chaleur intense.

---

15 — COUTEAUX

Procédés pour donner du tranchant aux Rasoirs et Couteaux.

A. Enduisez la pierre ponce d'une légère couche de savon à raser, ramolli dans l'eau chaude : c'est un moyen simple, mais cependans très avantageux.

B. Enduisez le cuir ou la pierre, sur lesquels vous voulez aiguiser les Rasoirs et les Couteaux, d'un mélange composé d'une partie de pierre ponce et 1 partie de limaille de fer, toutes les deux finement pulvérisées et deux parties de graisse de bœuf.

Composition pour faire couper les Rasoirs. On donne du fil et du tranchant aux rasoirs en les passant sur un cuir qu'on enduit de la composition suivante :

Pierre ponce	16	grammes
Limaille de fer	16	»
Bol d'Arménie	30	»
Graisse	16	»

On réduit les trois premières substances en poudre impalpable et on les incorpore à la graisse.

Pâte minérale pour les rasoirs. — Le mélange suivant est aussi excellent pour enduire les cuirs à rasoirs:

Cire jaune	20	grammes
Graisse de mouton	40	»
Ardoise pulvérisée	40	»
Emeri	20	»

On fond la graisse dans un vase de terre, puis on y ajoute la cire. Quand le tout est bien fondu, on y ajoute l'ardoise et l'émeri, réduits en poudre impalpable. On laisse bouillir pendant cinq minutes, en agitant constamment le liquide, puis on y ajoute quelques gouttes d'essence de lavande. Le liquide est ensuite versé dans une auge en papier.

Quand la masse est froide et durcie, on la coupe en tablettes.

---

16 — EAU

Amélioration de l'Eau. — **Eau séléniteuse.** L'eau séléniteuse est rendue propre pour les besoins de la vie par l'addition du carbonate de soude. On prend 300 grammes de carbonate de soude cristallisé, pour purifier un hectolitre d'eau séléniteuse.

Quand la mauvaise qualité de l'eau provient de la présence du bicarbonate de chaux, on peut la rendre bonne en y versant de l'eau de chaux. L'eau de chaux se prépare en éteignant de la chaux vive avec cinquante fois son poids d'eau.

On rejette ensuite le liquide et on verse sur la chaux éteinte 100 poids d'eau pure. On y laisse l'eau pendant un jour en remuant de temps en temps, puis on laisse reposer et on décante le liquide quand il s'est éclairci.

Eau trouble. — Les eaux troubles sont promptement clarifiées par l'addition de 15 grammes d'alun par hectolitre d'eau ; l'alun a la propriété de précipiter les matières terreuses contenues dans le liquide.

Eau de Citerne. — Il arrive souvent que dans les citernes neuves, qu'on enduit ordinairement de chaux hydrolique, l'eau se sature de chaux et devient impropre à la consommation.

Le charbon animal possède la propriété de purifier les eaux chargées de chaux.

On jette trois kilogrammes de noir animal par hectolitre de liquide, on remue avec une perche et, au bout de quelques jours, l'eau est potable.

---

17 — EAU-DE-VIE

Recette pour l'amélioration des Eaux-de-Vie. — On améliore et on vieillit les eaux-de-vie en y ajoutant une des substances ; la quantité indiquée sert à un hectolitre d'eau-de-vie.

Ammoniaque liquide	2 centilitres	
Infusion de brou de noix	50 »	
Kirsch vieux	1 litre	
Sirop de raisin	1 »	1/2
Rhum vieux	1 »	1/2

Voici une préparation qui améliore considérablement les eaux-de-vie ; les doses sont pour un hectolitre.

Ammoniaque	2 centilitres
Cachou	75 grammes
Essence d'amandes am^res	2 »
Baume de tolu	5 »

On fait macérer ces sublances pendant 8 jours dans un litre d'alcool, en agitant de temps en temps. Alors on laisse reposer, on décante la liqueur et on verse dans l'eau-de-vie.

On améliore également les eaux-de-vie par les petites eaux qui se préparent de la manière suivante : on prend de l'eau de pluie qu'on laisse reposer pendant plusieurs jours, on la soutire ensuite dans des barriques, et on y ajoute un vingtième de son volume d'alcool ; on la conserve pendant six mois. On emploie cette eau pour améliorer la qualité des eaux-de-vie récentes.

Quand l'eau-de-vie est vieille, elle a acquis une teinte plus foncée et une onctualité particulière, qu'on peut imiter par les moyens suivants : on ajoute au liquide du caramel dissout dans une infusion de thé ; on colore aussi avec du brou de noix et du cachou. Pour rendre l'eau-de-vie onctueuse on y ajoute une petite quantité de savon blanc ou un peu de mucilage de gomme adragante.

Nous donnons ci-après une recette pour la préparation d'une sauce pour colorer et aromatiser l'eau-de-vie ; les quantités sont aussi indiquées pour un hectolitre.

Capilaire du Canada	100 grammes
Cachou	200 »
Fleurs de gênets	400 »
Iris de Florence	15 »

Sasafras	400 grammes
Thé	250 »

On fait infuser dans 5 litres d'alcool, on décante et
n verse dans l'eau de vie.

---

10 — EAUX

Eau de Cologne. — A. Prenez :

Essence de bergamotte	12	grammes
»　　citron	12	»
»　　cédrat	10	»
»　　romarin	6	»
»　　néroli	6	»
»　　canelle	24	»
Alcool de mélisse	120	»
Alcool	8 décilitres	

Mélanger le tout et filtrez après une infusion de 2 jours.
ette eau de Cologne est très bonne et très agréable.

Eau de Cologne. — B. Prenez :

Huile de lavande	1	partie
Essence de néroli	1	»
»　　menthe poivrée	1/2	»
»　　citron	20	»
»　　bergamote	40	»
Musc	1/20 de partie	

On laisse infuser dans mille parties d'alcool.

Eau de Nice. — On prend 45 gouttes d'essence de
néroli, 20 gouttes d'huile de rose, 15 gouttes d'essence
citron, 10 gouttes d'huile de carmadone, dix gouttes
huile de mélisse, 5 gouttes d'essence de thym et
a demi-litre d'alcool.

Eau de Mille-Flours. — On prend :

4 gouttes d'huile de lavande, 4 gouttes d'huile de clous de girofle, 6 grammes de baume du Pérou, 80 grammes d'essence de néroli. On incorpore le tout dans un litre d'alcool et on filtre.

Eau de Lavande. — *A.* On laisse infuser des fleurs de lavande dans l'alcool et on y ajoute quelques gouttes d'essence de citron et de bergamote.

Eau de Lavande. — *B.* Prenez :

Essence de lavande	40 grammes
Eau de rose	75 »
Alcool	1 litre

mélangez et filtrez.

Eau de Lavande double. — Prenez 1/2 litre de kirsch, 16 gr. d'huile de lavande, 10 gr. d'essence de bergamote, 20 gr. d'essence de canelle, 60 gr. d'essence de thym et un peu de musc. Dissolvez le tout dans un litre 1/2 d'alcool.

Essence de Musc. — Laissez macérer pendant 15 jours dans 1/2 litre d'alcool, en remuant souvent 30 gr. de musc, 15 gr. de vanille et 8 gr. d'ambre gris, puis filtrez la liqueur.

Esprit de Bouquet. — On mélange 6 gr. d'essence de bergamote, 30 gouttes d'essence de canelle, 30 gr. d'essence de lavande, 30 gr. d'essence de clous de girofle et 25 gr. de teinture de musc.

Alcool camphré. — Faites dissoudre 150 gr. de camphre dans un litre d'alcool, puis filtrez.

Eau Sédative. Prenez :

Ammoniaque liquide	50 grammes
Alcool camphré	10 »
Sel marin	30 »
Eau	1 litre

Mélangez l'alcool à l'ammoniaque ; faites fondre le sel dans l'eau, filtrez l'eau, puis réunissez les deux liquides.

Lait virginal. Prenez :

Eau de rose	1 litre
Teinture de benjoin	15 grammes

Mélangez et filtrez.

Eau Dentifrice (Eau de Botot). Prenez :

Anis vert	60 grammes
Cannelle de Ceylan	15 »
Girofle	1 »
Cochenille	4 »

Concassez les substances et faites-les macérer dans deux litres d'alcool. Au bout de 10 jours ajoutez 5 gr. d'essence de menthe et filtrez.

---

19 — ENCRES

Fabrication des Encres. — **Rouge.** *A.* On fait bouillir un demi-kilogramme de bois de Fernambouc râpé avec 65 gr. d'alun dans 4 litres de bon vinaigre, durant une demi-heure; on laisse reposer trois jours, puis on filtre et on y ajoute un peu de sucre candi.

Rouge. *B.* On fait bouillir un demi-kilogramme de bois de fernambouc, 103 grammes d'alun et 60 gr.

de crème de tartre, dans 40 parties d'eau filtrée. On tire au clair, on laisse reposer et on ajoute du sucre candi.

Bleue. On pulvérise une partie d'indigo qu'on dépose dans un vase de terre et on verse dessus quatre parties d'acide sulfurique.

On laisse reposer une journée, puis on verse goutte à goutte 4 litres d'eau, en remuant bien avec un pilon de verre, ensuite on jette dans la liqueur autant de craie qu'on a mis d'acide. On laisse reposer pendant quarante huit heures, on tire au clair, et on ajoute de la gomme arabique dissoute dans de l'eau.

Violette. On obtiendra l'encre violette en mélangeant les encres rouge et bleue.

Encre inaltérable On broie 4 grammes de noir d'aniline avec un mélange de 50 grammes d'acide chlorhydrique concentré et 20 grammes d'alcool. On étend cette liqueur avec un décilitre d'eau dans laquelle on a dissout 5 gr. de gomme arabique. Cette encre résiste à l'action de tous les acides et est inaltérable.

Encre noire. — Prenez :

Bois du Brésil	3 parties
Noix de galle concassée	3 »
Couperose calcinée	2 »
Clous de girofle	31 grammes
Deux poignées de sel	

Faites bouillir pendant 3 heures, laissez reposer et filtrez.

On calcine la couperose en la mettant dans un vase en fer jusqu'à ce qu'elle soit rouge.

Encre à copier. — Il suffit d'ajouter à l'encre noire une dose plus forte de gomme et du miel blanc ou de sucre candi.

Voici encore une excellente recette pour encre à copier :

Bois de Provence	500 grammes
Gomme arabique	200 »
Alun pulvérisé	500 »
Carmin	2 »

On laisse infuser dans 4 litres d'eau en remuant souvent ; on expose à l'air jusqu'à ce que l'encre ait obtenu une couleur bleuâtre ; cette encre donne des copies bleues qui deviennent noires.

20 — FER

Mélange pour dérouiller le fer. — A. On mélange intimement deux parties de tripoli et une partie de soufre dans un peu d'huile de lin. On frotte l'objet rouillé avec un linge enduit de cette pâte.

B. Le mélange suivant, réduit en poudre fine, puis en pâte, avec un peu d'eau, est aussi très avantageux :

Argile	50 parties
Brique pilée	30 »
Emeri	7 parties
Pierre ponce pulvérisée	7 »

Procédés pour préserver le fer de la rouille :

A. On chauffe le métal et on le frotte avec un linge enduit de cire blanche.

B. On plonge les objets en fer ou en acier dans une dissolution d'une partie de potasse et de 500 parties d'eau.

Transmutation apparente du fer en cuivre ou en argent. — Faites dissoudre du vitriol bleu dans de l'eau de manière qu'elle en soit bien saturée ; plongez dans cette solution un objet quelconque en fer ; il se colorera en cuivre. Dans une dissolution de mercure par l'acide marin, plongez un objet en fer, ou étendez la dissolution sur le fer ; il se colorera en argent.

Fabrication de la grenaille de fer pour la chasse : *Manière de fondre le fer en un instant.* — Il faut chauffer à blanc une barre de fer et lui présenter ensuite une bille de soufre, le fer se mettra tout de suite en fusion et coulera en gouttes. C'est ainsi que l'on fait la grenaille de fer pour la chasse ; on reçoit les gouttes de fonte dans l'eau où elles s'arrondissent.

----

21 — FOURMIS

Recettes pour éloigner ou détruire les fourmis. — On éloignera les fourmis en déposant au lieu où ces insectes se trouvent un citron pourri. L'eau dans laquelle on a fait bouillir des écrevisses a aussi la propriété d'éloigner les fourmis. Pour détruire les fourmis dans les appartements, on y dépose des morceaux de papier enduits de miel. L'odeur du miel attirera les insectes qui s'y attacheront en masse.

Pour éloigner les fourmis des arbres fruitiers, on donne au tronc une couche circulaire de quelques centimètres de largeur, d'huile de chanvre mélangée à la suie de cheminée. Quand on répand de la suie de bois sous les arbres, les fourmis n'en approchent pas.

22 — FOURRAGE

Conservation du fourrage. Quand on veut emmagasiner le fourrage, on doit le placer dans un local bien aéré et à l'abri de la pluie. Une bonne précaution est de mettre un lit de fagots et de paille sous les masses de fourrage. Le fourrage se conserve longtemps, quand à mille kilogrammes de fourrage on mélange 3 à 10 kil. de sel de cuisine ; encore un bon moyen, c'est d'alterner les couches de fourrage avec des couches de paille sèche : la paille absorbe l'humidité du foin et en acquiert le goût et l'odeur. On peut ainsi donner la paille et le foin hachés et mélangés en nourriture aux animaux.

23 — FOURRURES

Conservation des fourrures. Pour conserver les fourrures et les garantir contre les ravages des insectes, on les enferme dans des boîtes qu'on ferme hermétiquement, après avoir saupoudré les fourrures d'une poudre composée de 15 parties de pyrèthre et 2 parties de camphre.

24 — FRUITS

Conservation des fruits. — Raisins. Voici différents procédés pour conserver les raisins à l'état frais.

1° On nettoie les grappes et on les place dans des sacs de papier percés de trous d'épingle. On étrangle la queue des grappes avec le fil qui sert à fermer le sac.

2° Dans un tonneau, on place des couches alternatives de

son de blé bien sec et de grappes de raisin ; le tonneau est ensuite fermé et placé dans un local à température peu élevée.

3° On coupe un sarment qui porte une grappe et on laisse à ce sarment une longueur de trois nœuds au dessus et trois nœuds au dessous de la grappe. Le bout supérieur du sarment est trempé dans la poix ou la résine fondue. L'extrémité inférieure du sarment est introduite dans une fiole remplie d'eau à laquelle on a ajouté un peu de charbon en poudre. On bouche ensuite la fiole avec de la cire.

Pommes. — 1° Vers la fin de novembre, on dépose les pommes dans un tonneau ou autre vase, on les recouvre de branches de groseiller sur lesquelles on met les planches. Sur ces planches est placée transversalement une autre planche sur laquelle on dépose une lourde pierre. Le tonneau est maintenant rempli d'eau pure, de manière qu'elle déborde les planches.

Les pommes se conservent ainsi fraîches pendant longtemps.

2° On place les pommes dans un bac ou vase quelconque, par couches qu'on alterne avec des couches de sable fin. Les pommes, qui sont placées de manière à ce qu'elles ne se touchent pas se conservent ainsi jusqu'en mai et juin.

Cerises. — On prend des cerises pas trop mûres et non blessées, on coupe les queues près de la chair et on met les fruits dans les flacons qui sont ensuite bien bouchés.

On place les flacons dans un chaudron, ou on les fixe, en les entourant d'un peu de paille, on remplit d'eau et on chauffe jusqu'à ébullition. Après le refroidissement de l'eau on enlève les flacons et on trempe les bouchons dans la cire à cacheter pour fermer hermétiquement.

Pêches et Abricots. — Cueillez les fruits quand ils ne sont pas encore parfaitement mûrs et déposez-les pendant vingt-quatre heures dans un vase rempli d'eau dans laquelle on a dissout un peu d'alun.

Essuyez alors les fruits avec un linge doux et déposez les dans un vase plat de manière qu'ils ne se touchent pas; on les couvre alors d'une dissolution chaude de sucre et d'eau en parties égales. Laissez-les reposer deux jours, versez la dissolution sucrée dans un autre vase et faites-la bouillir, retournez les fruits et versez-y la dissolution chaude. Après un nouveau repos de deux jours, on met les fruits dans des pots ou des vases en verre qu'on ferme au moyen d'un papier huilé et qu'on conserve dans un lieu sec et frais.

Noix. — Déposez les noix recouvertes de leur écorce verte à la cave, dans du sable bien sec. Quand on veut sécher les noix pour les conserver, il faut les laisser sécher au vent, et non au feu ni au soleil, puis les déposer dans un lieu sec et aéré.

Pour rendre la fraîcheur aux noix séchées, il suffit de les laisser tremper pendant cinq jours dans l'eau légèrement salée

Prunes. — On cueille les fruits quand ils sont murs, par un temps sec et on les laisse sécher dans un lieu sec et aéré.

Alors on les met dans des vases ou bacs, par couches, en alternant avec des couches de farine de froment. Quand les vases sont remplis, on les ferme et on les place dans un local sec. Quand on veut faire usage des Prunes, on les lave pour en enlever la farine, puis on les expose à la vapeur d'eau.

25 — GENIÈVRE

Fabrication d'un bon Genièvre. — L'eau qui sert à cette fabrication doit être soumise à la fermentation : à cet effet, on prend une cuve de la contenance de 400 litres. A cette cuve sont adaptés deux robinets : un à une hauteur de 30 centimètres, pour laisser écouler l'eau claire, l'autre tout au bas pour donner passage au dépôt.

On remplit la cuve d'eau de pluie ou de rivière et on y ajoute un kilogramme de sucre blanc et 800 grammes de levure de distillateurs : on remue bien pour mélanger intimement.

Après trois jours de repos, on laisse écouler l'eau et on la transvase dans des tonneaux bien propres, pour l'employer à la fabrication du Genièvre.

Pour fabriquer 150 litres de Genièvre on prend :

Alcool à 90 degrés	45 litres
Bon genièvre	8 »
Alcali volatil	1/2 décilitre
Extrait de genièvre	20 grammes
Eau	72 litres

On prend deux fûts : dans le premier on verse 22 litres 1/2 d'alcool et 7 litres de genièvre, dans lesquels on a dissout les 20 grammes d'extrait, puis on bonde le fût.

Dans le second fût, on verse 22 litres 1/2 d'alcool et 72 litres d'eau et on bonde aussi. Après 24 heures, on verse le contenu des deux fûts sur un seul et on y ajoute l'alcali. On bonde bien, et après huit à dix jours, le Genièvre est fait.

On rendra le genièvre d'excellente qualité en ajoutant:

Orge	500 grammes	
Riz	500	»
Seigle	500	»
Houblon	100	»

grossièrement écrasés et dont on fait une infusion dans 8 litres d'alcool, qui viennent en déduction de la quantité d'alcool indiquée dans le procédé.

Pour donner au genièvre la qualité inférieure le goût et le bouquet du genièvre de Schiedam. — Ce moyen est simple et facile.

Mettez dans le fût quelques fragments ou quelques copeaux de bois de sapin, que vous pourrez enlever au bout de 8 jours : par ce moyen, le genièvre aura acquis le goût du meilleur genièvre de Schiedam.

26 — GIBIER

Moyen de conserver le gibier à poil. — Il suffit de mettre le gibier fraîchement tué dans un coffre à avoine ou dans un tas de blé et le couvrir d'une certaine quantité de ce grain. Il peut se garder ainsi durant un temps assez long sans prendre d'odeur.

27 — GLU

Fabrication de la glu pour prendre les oiseaux. — La glu sert à enduire des baguettes de bois flexible que l'on met aux endroits où les oiseaux se tiennent ou dans les lieux où ils sont attirés par des oiseaux appelants.

En se posant sur ces baguettes enduites de glu les oiseaux s'embarrassent les pattes et les ailes et ne peuvent s'envoler ; voici de bonnes composition pour la glu :

1. On fait bouillir de l'huile de lin dans un vase ouvert, en agitant constamment, jusqu'à ce que l'huile soit devenue épaisse et gluante.

2. On enlève au printemps l'écorce de quelques branches de houx, on leur enlève ensuite la deuxième écorce en pulpe et on l'enfouit dans un tas de fumier pendant quinze jours à trois semaines : l'écorce est transformée en substance très gluante, qu'on peut conserver dans l'eau.

28 — GRAISSES

Graisse pour machines. — Pour le graissage des machines, on peut faire usage de l'une des compositions suivantes :

1. Poix pulvérisée   1 partie
   Graisse de porc   3 parties

2. On mélange sur un feu modéré ;

Graisse de porc	60 parties
Oléine	7 »
Sel ammoniac	15 »
Graphite	7 »
Eau	180 »

3. On fait fondre une partie de caoutchouc dans 80 parties d'huile de lin.

4. On mélange sur un feu modéré 20 grammes de plombagine avec 100 grammes d'axonge.

5. Soude caustique   100 grammes
   Huile de lin   6 litres
   Suif   65 grammes

On dissout la soude dans l'eau, on fait chauffer et on ajoute le suif. Cette graisse liquide est mise en bouteilles.

Graisse pour voitures. — On prend :

1. Quatre parties d'asphalte liquide, une partie de poix pulvérisée, une partie d'écume de plomb et 10 parties d'eau. La poix est dissoute sur un feu modéré dans l'asphalte, puis on y ajoute l'écume de plomb et d'eau, et on ajoute constamment jusqu'à ébullition.

2. Mélangez sur un feu modéré 300 grammes de mine de plomb, avec un litre d'huile de lin.

3. On prend 30 parties d'huile de palme, dans laquelle on fait fondre sur un feu modéré 12 parties de suif. On y ajoute alors 20 parties de soude caustique et 120 parties d'eau de pluie. On laisse bouillir la masse pendant une heure en remuant constamment.

Graisse pour entretenir les harnais. — Le mélange de 150 grammes de suif de mouton avec 15 gr. d'huile d'olive donnera une excellente graisse pour l'entretien de harnais.

29 — HYDROMEL

Pour obtenir l'hydromel, faites bouillir un kilogr. de miel dans 3 kilogrammes d'eau, jusqu'à réduction d'un tiers ; puis mettez dans un tonneau ouvert.

Exposez dans un lieu chaud et remplissez à mesure que le liquide diminue. Au bout de deux mois, on ferme le baril et on laisse en repos, durant cinq ou six mois.

Pour masquer le goût douceâtre du miel, il est bon de mettre dans le tonneau un nouet de canelle, de gingembre, de girofle, etc.

30 — LAVAGE

Lavage économique du linge.— On prend 40 grammes de térébenthine dans laquelle on dissout 5 grammes d'essence de sel ammoniac; on met ce mélange dans un sceau d'eau chaude et on agite vivement, puis on dissout dans l'eau 150 grammes de savon.

Le linge sale est trempé durant six heures dans cette eau, puis on le lave : le lavage sera beaucoup plus facile et le linge sera d'une extrême blancheur.

31 — LIMES

Procédé pour aviser les limes usées.— Nettoyez les limes à l'eau chaude au moyen d'une brosse rude, après les avoir essuyées, plongez les un instant dans l'acide nitrique ; enlevez avec un linge l'acide qui est à la surface, en ayant soin de laisser l'acide qui se trouve entre les dents et qui rongera le métal à une certaine profondeur. Après deux ou trois heures on lave à l'eau chaude.

32 — LIMONADES

Limonades gazeuses en paquets. — Prenez :
Sucre en poudre 40 grammes, essence de citron 2 gouttes, bi-carbonate de soude 4 grammes et mélangez intimement.

Quand vous désirez faire de la limonade gazeuse, versez cette poudre dans une bouteille presque remplie d'eau froide, ajoutez 4 grammes d'acide tartrique ; bouchez exactement avec un liège et agitez durant quelques minutes. La décomposition du bi-carbonate de soude produit de l'acide carbonique ; celui-ci, par agitation, se dissout dans l'eau édulcorée et lui communique une saveur aigrelette analogue à celle du vin de Champagne ou de bière mousseuse.

Limonade d'orange sèche. — Mêlez intimement :

Acide citrique	5 grammes
Essence d'oranges	15 »
Sucre	125 grammes

Quand vous voudrez faire la limonade, mettez-en une cuillerée dans un verre d'eau.

---

33 — LIQUEURS

Nous commençons par donner le procédé pour filtrer et clarifier, qui sera appliqué dans toutes les recettes de liqueurs que nous donnons ci-après.

Procédé pour clarifier toutes sortes de liqueurs. Pour clarifier 20 litres de liqueur, on prend un blanc d'œuf qu'on mélange au liquide, puis on ajoute une petite quantité d'alun pulvérisé, puis on remue bien.

Au bout de trois jours, la liqueur sera claire. Si l'on désire clarifier instantanément, on prend de la flanelle ou du papier à filtrer, qu'on saupoudre d'alun en poudre et de charbon pulvérisé et on filtre.

RECETTES DE LIQUEURS

REMARQUES PRÉLIMINAIRES. — On doit faire dissoudre le sucre à froid dans l'eau indiquée dans chaque formule, faire dissoudre les essences dans l'alcool, puis verser ce dernier dans l'eau sucrée peu à peu et en remuant bien. Le goût vous dira s'il faut ou non augmenter les doses d'essence d'alcool ou de sucre.

Les formules des liqueurs que nous donnons ci-après sont faites pour vingt litres environ. Pour 10 litres on prendra la moitié des doses, pour 40 litres le double et ainsi de suite.

ANISETTE ORDINAIRE

Alcool	8 litres
Essence d'anis	50 grammes
Sucre	4 kilos
Eau	8 litres

BROU DE NOIX

Noix récemment nouées	60 grammes
Girofle	2 »
Macis	2 »
Cannelle	2 »
Sucre	5 kilos
Eau	5 litres

Faire macérer les substances durant un mois dans l'alcool, exprimez, filtrez et mêlez le sucre dissout dans l'eau.

CASSIS DE DIJON

Suc de cerises	2 litres
» mérises	id
» framboises	id

Infusion de cassis vierge	5 litres
Sucre	8 kilos
Alcool	4 litres
Vin de Pommard	4 »

CHARTREUSE BLANCHE

Essence de mélisse citronnée	40 grammes
» d'hysope	40 »
» d'angélique	2 «
» de menthe	4 »
» canelle de Ceylan	40 »
» de muscade	40 »
Alcool	7 litres
Sucre	10 kilos
Eau	6 litres

CHARTREUSE JAUNE

Même formule, colorez en jaune paille.

CRÈME DE CITRON

Essence de citron	8 grammes
Alcool	5 litres
Sucre	3 Kilos
Eau	13 litres

CRÈME DE MENTHE

Essence de menthe anglaise	4 grammes
•Sucre	3 kilos
Alcool	5 litres
Eau	13 »

RASPAIL

Racines d'angélique	100 grammes
Calamus aromaticus	5 »
Myrrhe	15 »
Canelle	10 »

Aolès	3 grammes
Vanille	3 «
Camphre en poudre	8 »
Noix Muscade	5 »
Sucre	8 Kilos
Alcool	8 litres
Eau	9 »

On laisse digérer les aromates dans l'alcool penda trois jours, puis on passe à travers un linge, on ajoute sucre dissout dans l'eau et on colore en jaune foncé.

RATAFIA D'ANGÉLIQUE

Semences d'angélique	75 grammes
Tiges d'angélique	75 »
Amandes amères mondées et concassées 100 gr.	
Sucre	3 kilos
Alcool	5 litres
Eau	8 »

VERMOUTH

Quinquina jaune	25 grammes
Rhubarbe	6 »
Ecorces d'oranges amères	25 »
Vin blanc	8 litres

Laissez macérer pendant huit jours.

---

34 — COLORATION DES LIQUEURS

Les matières colorantes doivent êtres mélangées d' peu d'alcool avant de les introduire dans les liqueu

Couleur bleue. — Dissolvez sur un feu modéré 4 g de carmin d'indigo, dans 25 grammes d'acide sulfuriqu versez ensuite un litre d'eau, puis jetez par petites portions 50 grammes de craie pulvérisée en remuant constamment. On fait bouillir, puis on filtre, et on ajoute un peu d'alcool pour conserver.

Jaune. — Faites bouillir un demi litre d'eau à laquelle vous avez additionné 60 grammes de safran, puis filtrez et ajoutez un peu d'alcool.

Caramel. — On prend un kilogramme de sucre qu'on dissout dans l'eau, on fait cuire jusqu'à ce que le sirop soit très coloré en évitant qu'il ne se brûle et ne soit noir ni amer. On ajoute un peu d'alcool pour conserver.

Orange. — On mélange le rouge et le jaune.

Rose. — Pour produire le rose, il suffit d'étendre le rouge.

Rouge. — On fait bouillir un demi litre d'eau avec 50 grammes de cochenille noire, 15 grammes d'alun et 15 grammes de crème de tartre. On filtre et on mêle à un litre d'alcool.

---

35 — MOUCHES

Pour éloigner les mouches. — Voulez vous éloigner les mouches de vos appartements ? Semez-y un peu de chlorure de chaux, ou bien mettez par ci par-là un petit vase rempli d'huile de laurier.

Pour tuer les mouches. — Faites bouillir dans l'eau un peu de bois de quassier, ajoutez au liquide un peu de miel ou de sucre ; c'est un appât dont les mouches sont très friandes et dont elles meurent instantanément. Le lait auquel on a additionné un peu de poivre et de sucre produit le même effet.

Pour préserver les chevaux des mouches et autres insectes. — On préconise les moyens suivants :

1° Lavez les chevaux avec de l'eau dans laquelle on a dissout un peu de fiel de bœuf ou d'aloès.

2° Lavez-les avec une décoction de feuilles de noyer.

3° Frottez la peau avec des feuilles de citrouille.

4° Avant d'étriller les chevaux, enduisez l'étrille de fiel de bœuf.

---

36 — NETTOYAGE

Argenterie. — *A.* Frottez les objets avec du blanc d'Espagne délayé dans l'eau de manière à former une pâte légère.

B. Frottez l'argenterie avec la poudre suivante :

Crème de tartre	30	grammes
Blanc d'Espagne	25	»
Alun	15	»

Bijoux en or. — Frottez les objets avec une peau de chamois imprégnée de peroxyde de fer.

Cuivre. — On nettoie le cuivre en le frottant avec la composition suivante :

Acide sulfurique	40	grammes
Alun	8	»
Eau	1	décilitre

Etain et fer-blanc. — Les objets en étain ou en fer-blanc se nettoient avec un mélange composé de :

Terre pourrie	70	grammes
Savon mou	8	»
Térébenthine	3	décilitres

On peut aussi faire les objets dans l'eau, à laquelle on a additionné de la cendre et des cristaux de soude.

---

37 — ŒUFS

Procédés pour la conservation des œufs. — Pour conserver les œufs il suffit de les priver du contact de l'air. Disposez les œufs par couches dans un vase ou dans un bac quelconque sur un lit de sable fin, de son ou de sciure de bois, de manière qu'ils ne se touchent pas: recouvrez-les d'une autre couche de ces matières et continuez ainsi jusqu'à ce que le vase soit rempli.

Pour faire pondre les poules en hiver. — Récoltez au printemps et en été les jeunes plantes d'orties et faites-les sécher à l'air. Pendant l'hiver hachez ces plantes, trempez-les quelque temps dans l'eau chaude et mélangez-les aux pommes de terre, son ou autre nourriture que vous donnez aux poules ; de cette façon la ponte sera très précoce.

---

38 — PÊCHE

Préparation de différents appâts pour attirer et prendre les poissons. — Les appâts suivants servent à attirer toutes sortes de poissons:

1º On prend des fèves de marais qu'on laisse tremper pendant douze heures; on fait bouillir les fèves pendant un quart d'heure et on y ajoute leur poids de miel et quelques grains de jusquiame. On jette ces fèves de temps en temps dans les lieux où on veut rassembler les poissons.

2° Les vers de viande, nommés asticots, constituent un excellent appât.

L'espèce de ver ou de lamproie que l'on rencontre dans la vase est un bon appât pour l'anguille, le brochet et la latte.

Les carpes sont très friandes d'un appât composé du fumier de vache mêlé avec du sang et du son. Il en est de même de l'avoine germée mélangée avec du sang. L'orge germée et bouillie sert à attirer les brèches.

---

39 — PUNAISES

Recette pour la destruction des punaises. — Prenez : Bi-chlorure de mercure (sublimé corroif) 30 grammes, alcool 3 décilitres, eau 4 décilitres. Dissolvez et ajoutez 20 grammes d'essence de térébenthine. Remuez bien chaque fois et frottez avec un pinceau l'endroit où les punaises se retirent.

---

40 — RATS & SOURIS

Destruction des rats et souris. — Prenez :

Phosphore	1	partie
Eau	20	parties
Farine	20	»
Suif	25	»
Huile	10	»
Sucre	15	»

On fait fondre le phosphore dans l'eau, on ajoute

successivement les autres matières et on remue pour mélanger exactement. On étend cette pâte sur des tranches de pain.

Les rats et les souris en sont très friands et succombent aussitôt qu'ils en mangent.

---

41 — SIROPS

SIROP DE CAPILLAIRE

Feuilles de Capillaire du Canada 100 grammes
Sucre   2 kilos
Eau   2 »

Faites infuser le Capillaire pendant 6 heures dans l'eau qu'on a portée à l'ébullition, passez avec expression et ajoutez-y le sucre dissous sur un feu mi-modéré.

SIROP D'ABSINTHE

On obtient un sirop d'absinthe par le même procédé que le sirop de capillaire, en substituant au Capillaire des feuilles sèches d'absinthe.

SIROP DE GUIMAUVE

Racine de guimauve sèche   300 grammes
Sirop de sucre   7 kilos
Eau   1 litre 1/2

On fait macérer la racine écrasée dans l'eau pendant 12 heures, on passe et on mêle au sirop qu'on fait bouillir; on ajoute enfin 30 gr. d'eau de fleurs d'oranger.

SIROP DE GROSEILLES

Faire le mélange à chaud d'un kilogramme de jus de

groseilles avec deux kilos de sirop de sucre et aromatisez avec un peu d'eau de fleurs d'oranger.

On fait de la même manière les sirops de cerises, de framboises, de mûres, etc.

SIROP D'ORGEAT

Amandes douces mondées	700	grammes
Amandes amères mondées	150	»
Eau de fleurs d'oranger	200	»
Sucre	2	kilos
Eau	1	litre 1/2

Réduisez les amandes en pâte dans un mortier, délayez-les avec un litre d'eau et un demi kilo de sucre ; passez avec expression, délayez encore et exprimez de nouveau jusqu'à ce que les amandes soient épuisées, ajoutez l'eau de fleurs d'oranger et faites cuire le sirop jusqu'à consistance désirée.

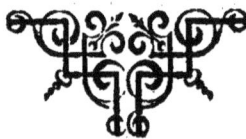

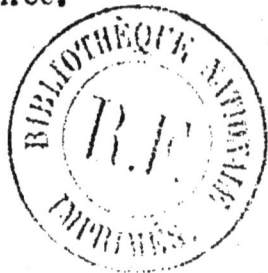

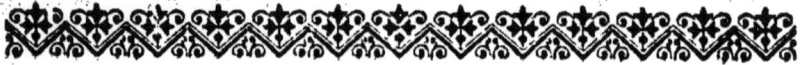

TABLE DES MATIÈRES

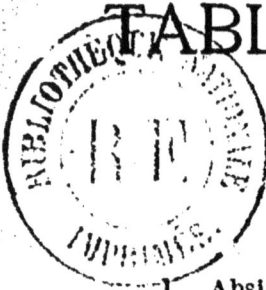

PREMIÈRE PARTIE

1. Absinthe. Tonique et vermifuge.
2. Ache. Asthme et catarrhe.
3. Aigremoine. Engorgements de l'abdomen.
4. Ail. Vermifuge.
5. Airelle. Colorant.
6. Alchemille vulgaire. Vulnéraire.
7. Alleluia (*Oxalis*). Loupes.
8. Aloès commun. Purgatif.
9. Douce Amère. Clous et panaris.
10. Ananas. Digestif.
11. Angélique. Stomachique et sudorifique.
12. Anis. Coliques des enfants.
13. Argentille (*Potentille*). Diarrhée.
14. Armoise ou Herbe de Saint-Jean. Pertes blanches et pâles couleurs.
15. Arnica. Vulnéraire.
16. Arroche fétide. Antihystérique.
17. Aune. Insecticide.
18. Aunée. Antiasthmathique.
19. Benjoin français ou impératoire. Epilepsie.
20. Berberis commun. Purgatif.
21. Berce. Enflures.
22. Bétoine. Purgatif.
23. Bouillon blanc. Bronchite.
24. Bouleau. Douleurs et gravelles.
25. Bourgeons de Sapins. Bronchite.
26. Bourrache. Rhume et inflammation de poitrine.
27. Bruyère. Ophtalmique.
28. Bryone (*poison*). Rhumathisme.
29. Bugle. Hémorragies.

30. Café. Digestif.
31. Camomille romaine. Digestif.
32. Camphrée. Expectorant.
33. Camphrier. Calmant résolutif.
34. Cannelier. Maux de cœur.
35. Capillaire. Catarrhe.
36. Caprier. Rétention d'urine.
37. Carline ou Caméléon blanc. Vermifuge apéritif.
38. Céleri. Antiscorbutique.
39. Grande Centaurée. Vulnéraire astringent.
40. Petite Centaurée. Fièvres intermittentes.
41. Cerfeuil. Rafraîchissant.
42. Chardon bénit. Tonique.
43. Chélidoine (*Poison*). Plaies.
44. Chicorée sauvage. Tonique.
45. Chiendent. Rafraîchissant.
46. Ciguë aquatique. Poison.
47. Ciguë. Poison.
48. Circée ou herbe de St-Etienne. Hémorroïdes.
49. Citrouille. Ver solitaire.
50. Cochléaria officinal. Antiscorbutique.
51. Coloquinte. Colique des peintres.
52. Grande Consoude. Crevasses des seins.
53. Coquelicot. Coqueluche, angine.
54. Coriandre. Aromatique.
55. Cresson. Dépuratif.
56. Cuscute. Apéritif.
57. Cinoglosse. Tumeurs scrofuleuses.
58. Cyprès. Hernies.
59. Dentelaire. Cancer et maux de dents.
60. Digitale pourprée (*Poison*) Palpitations de cœur.
61. Epurge. Purgatif.
62. Fenouil de porc. Digestif.
63. Férule Galbanifère. Calmant.
64. Filipendule. Apéritif.
65. Fougère mâle. Ver solitaire.
66. Fragon piquant. Diurétique.

67. Fraisier. Blennorhagie aiguë.
68. Frêne. Surdité et rhumatisme.
69. Fumeterre. Maladies de peau.
70. Génévrier. Sudorifique.
71. Germandrée. Typhoïdes et muqueuses.
72. Gaude. Teinture jaune.
73. Gayac. Maladies vénériennes.
74. Gentiane. Stomachique.
75. Gingembre. Maux d'estomac.
76. Girofler. Digestif aromatique.
77. Petit Glouteron. Tumeurs scrofuleuses.
78. Gomme Adragant ou Barbe-Renard. Rafraîchissant.
79. Gratiole ou herbe à pauvre homme. Vomitif et purgatif.
80. Grémi ou Herbe aux perles. Voies urinaires.
81. Grenadier. Rafraîchissant.
82. Guimauve. Inflammation.
83. Hépatique des Fontaines. Maladie du foie et de la rate.
84. Herbe à éternuer. Maux de dents.
85. Herbe aux chats. Mauvaise haleine et jaunisse.
86. Houblon. Rafraîchissant.
87. Hysope officinale. Catarrhe.
88. Iris de Florence. Aromatique.
89. Jalap. Purgatif.
90. Jonc odorant. Fortifiant.
91. Langue de serpent. Ulcères.
92. Laitue sauvage. Rafraîchissant.
93. Laurier. Rhumatismes.
94. Laurier Cerise. Palpitations de cœur.
95. Lavande. Insecticide.
96. Lentisque. Antiscorbutique.
97. Lichen d'Islande. Tonique.
98. Lierre grimpant. Erysipèles et brûlures.
99. Lierre terrestre. Expectorant et calmant.

100. Lis. Plaies.
101. Lobélia. Siphilis.
102. Mâcre ou Châtaigne d'eau. Rafraîchissant.
103. Mauves. Respiratoires.
104. Mélinot officinal. Coliques venteuses.
105. Mélisse bâtarde. Pituite.
106. Ményanthe ou Trèfle d'eau. Antiscorbutique.
107. Menthe poivrée. Digestif.
108. Méum. Anti-asthmatique.
109. Mille-feuilles. Maladies des femmes.
110. Morgeline ou Mouron des oiseaux. Yeux et convulsions.
111. Moutarde blanche. Apéritif.
112. Muscadier aromatique. Rhumatisme.
112. Narcisse des prés. Diarrhées chroniques.
114. Navet. Rafraîchissant.
115. Néflier. Astringent.
116. Nénuphar blanc. Fièvres ardentes.
117. Nerprun. Rhumatisme.
118. Nielle. Fébrifuge.
119. Noyer. Chute de cheveux.
120. Oignon. Abcès.
121. Opoponax. Apoplexie.
122. Oranger. Rafraîchissant.
123. Orchis mâle. Dyssenterie.
124. Orge. Rafraîchissant.
125. Origan. Expectorant.
126. Orme. Anévrisme.
127. Orobe. Apéritif.
128. Grande Ortie. Hémorragie.
129. Ortie blanche. Pertes blanches.
130. Ortie morte. Coliques néphrétiques.
131. Oseille. Croup.
132. Palmier dattier. Estomac.
133. Panicaut ou chardon Roland. Obstruction des viscères.
134. Pessée sauvage. Croûtes de lait.
135. Perce Mousse. Pleurésie.

136, Persicaire. Vulnéraire.

137, Persil, Petite vérole.

138, Pervenche. Phtisie pulmonaire,

139, Peuplier noir. Ulcères internes.

140, Pied de loup. Douleurs néphrétiques.

141, Piloselle ou Oreilles de souris. Hernies chez les enfants.

142, Plantin. Dyssenterie.

143, Pois chiche. Cataplasmes.

144, Poivre. Digestif et stimulant.

145, Poreau ou Poireau. Extinction de voix,

146, Prêle. Ulcères des poumons,

147, Prunellier. Maux de ventre.

148, Pulmonaire de chêne. Maladies de poitrine

149, Pyrole. Inflammation,

150, Raifort noir, Antiscorbutique.

151, Raisins de Renard. Panaris et inflammations

152, Reine des prés. Diurétique et tonique.

153, Riz. Rafraîchissant.

154, Rocou. Teinture rouge.

155, Romarin officinal. Apoplexie.

156, Ronce. Pertes blanches.

157, Rose de provins. Hémorragies.

158, Rue de muraille. Abcès de poitrine.

159, Salspareille. Syphilis,

160, Salsifis. Cordial.

161, Salponaire officinale. Lymphatique.

162, Sauge des bois. Hydropisie et maladies vénériennes.

163, Saule blanc. Fièvres intermittentes.

164, Saxifrage ou Perce-pierre. Foie et rate.

165, Sceau de Notre-Dame ou racine vierge. Meurtrissures et contusions.

166, Grande Scrofulaire. Dartres.

167, Saneçon. Hémorroïdes et goutte.

168, Souchet. Coliques.

169, Souci sauvage. Ecrouelles et yeux.

170, Squille. Hystérie.

171. Staphisaigre ou herbe aux poux. Poux et gale.
172. Stœchas. Apoplexie.
173. Sureau à fruits noirs. Hydropisies et voles urinaires.
174. Tacamahaca. Stomachique.
175. Talietron. Astringent.
176. Tanaisie. Fièvres intermittentes.
177. Térébinthe. Gonorrhée.
178. Thé à foulon ou Culen. Maladies de peau.
179. Tilleul. Migraines et vertiges.
180. Tormentille. Hémorragies.
181. Troène. Inflammation de gorge et Scorbut.
182. Tussilage ou pas d'Ane. Asthme.
183. Valériane. Convulsions et fièvres intermit. tentes.
184. Vanille. Stomachique.
185. Velar ou herbe aux Chantres. Toux et enrouement.
186. Véronique officinale. Migraines et asthme.
187. Vesse de loup. Ulcères.
188. Vigne. Inflammation des yeux.
189. Violette. Bronchite.
190. Viorne ou Condre moinsiane. Yeux et gorge.

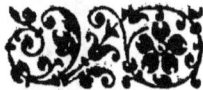

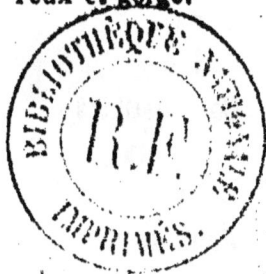

TABLE DES MATIÈRES

DEUXIÈME PARTIE

1. Ambre
2. Argenture
3. Armes
4. Avoines
5. Baromètre
6. Bières
7. Boissons
8. Champignons
9. Cheveux
10. Cidre et Poiré
11. Cirages
12. Cires
13. Colles
14. Combustibles
15. Couteaux
16. Eaux
17. Eaux-de-vie
18. Eaux
19. Encres
20. Fer

21. Fourmis
22. Fourrages
23. Fourrures
24. Fruits
25. Genièvre
26. Gibier
27. Glu
28. Graisse
29. Hydromel
30. Lavage
31. Limes
32. Limonades
33. Liqueurs
34. Coloration de Liqueurs
35. Mouches
36. Nettoyage
37. Œufs
38. Pêche
39. Punaises
40. Rats et Souris
41. Sirops

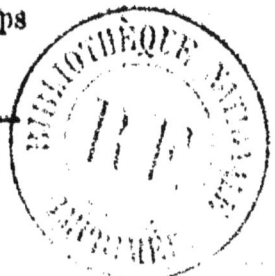

LEXIQUE

Abdomen, ventre, cavité qui contient les intestins.

Absorbant, qui absorbe, qui pompe, qui sèche, qui neutralise.

Alterne, situé l'un d'un côté, l'autre de l'autre.

Analeptique, partie de l'art de conserver la santé ou l'hygiène.

Anévrisme, dilatation d'une artère.

Antiscorbutique, qui guérit ou préserve du scorbut.

Antidote, contre-poison.

Antiseptique, qui sert à prévenir la putréfaction ou la dégénérescence du tissu malade.

Atténuant, médicament qui a la propriété de rendre les humeurs moins épaisses.

Asthmatique, qui a un asthme.

Asthme, maladie qui produit des suffocations.

Astringent, qui resserre les tissus.

Apéritif, qui donne de l'appétit.

Aposème, décoction végétale.

Béchique, qui calme la toux.

Cancer, tumeur ulcéreuse.

Catarrhe, écoulement muqueux.

Caustique, médicament propre à cautériser.

Céphalique, propre à guérir les maux de tête.

Condiment, substance qui sert d'assaisonnement pour relever la saveur de certains aliments et en favoriser la digestion.

Dentifrice, substance qui sert à nettoyer les dents.

Décoction, préparation d'un liquide médical au moyen de substances qu'on fait bouillir dans l'eau.

Dépuratif, qui purifie le sang.

Désinfecter, ôter l'infection, les vapeurs infectes, miasmes putrides.

Diaphorétique, qui produit, active la transpiration.

Émétique, qui cause des vomissements.

Emménagogue, qui rappelle les règles.

Emollient, qui a la propriété de relâcher, de ramollir, et de détendre les parties enflammées.

Epilepsie, maladie qui produit des convulsions intermittentes.

Excitant, qui excite, qui a pour effet d'augmenter l'action vitale des organes.

Expectorant, substance qui a la propriété de favoriser l'expulsion des matières contenues dans les bronches.

Exanthématique, qui a le caractère d'un exanthème.

Exanthème, éruption qui se produit à la surface de la peau ou des membranes muqueuses, sous la forme de pustules, boutons ou tâches quelconques.

Fébrifuge, qui guérit la fièvre.

Gonorrhée, maladie vénérienne.

Gravelle, gravier qu'on trouve dans les urines.

Hémorroïdes, tumeurs des veines de l'anus.

Hydropisie, accumulation de sérosités dans une partie du corps.

Hystérie, maladie nerveuse particulière aux femmes.

Infusion, action d'infuser.

Infuser, mettre au contact un liquide pour dissoudre les parties solubles.

Intermittent, qui cesse par intervalle.

Liniment, préparation onctueuse qu'on emploie en friction.

Lymphatique, qui a rapport à la lymphe.

Lymphe, liquide blanc que des vaisseaux spéciaux versent dans le sang.

Mucilagineux, qui est de la nature du mucilage.

Mucilage, subtance végétale visqueuse.

Néphrétique, qui a rapport aux reins.

Odontalgique, remède propre à calmer la douleur des dents.

Pleurésie, inflammation de la Plèvre.

Plèvre, membrane qui tapisse l'intérieur de la poitrine et entoure le poumon.

Pectoral, qui appartient à la poitrine.

Scrofuleux, qui a rapport aux scrofules.

Scrofules, maladie qui produit des tumeurs, surtout au cou.

Sommités, sommet, extrémité supérieure.

Stimulant, qui a la propriété de stimuler, d'exciter l'énergie vitale.

Spécifique, qui guérit une maladie déterminée.

Sudorifique, qui provoque la sueur.

Ténifuge, médicament employé contre le ver solitaire.

Tonique, qui donne du ton aux organes.

Typhus, fièvre maligne épidémique.

Ulcère, plaie permanente qui supure.

Vermifuge, qui détruit les vers intestinaux.

Vulgaire, commun, très répandu.

Vulnéraire, qui est propre à guérir les blessures

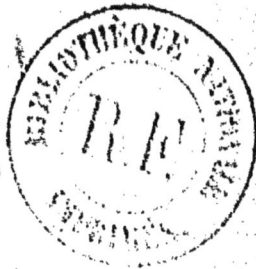

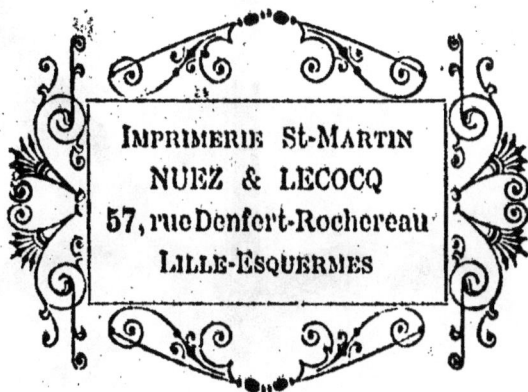

IMPRIMERIE St-MARTIN
NUEZ & LECOCQ
57, rue Denfert-Rochereau
LILLE-ESQUERMES

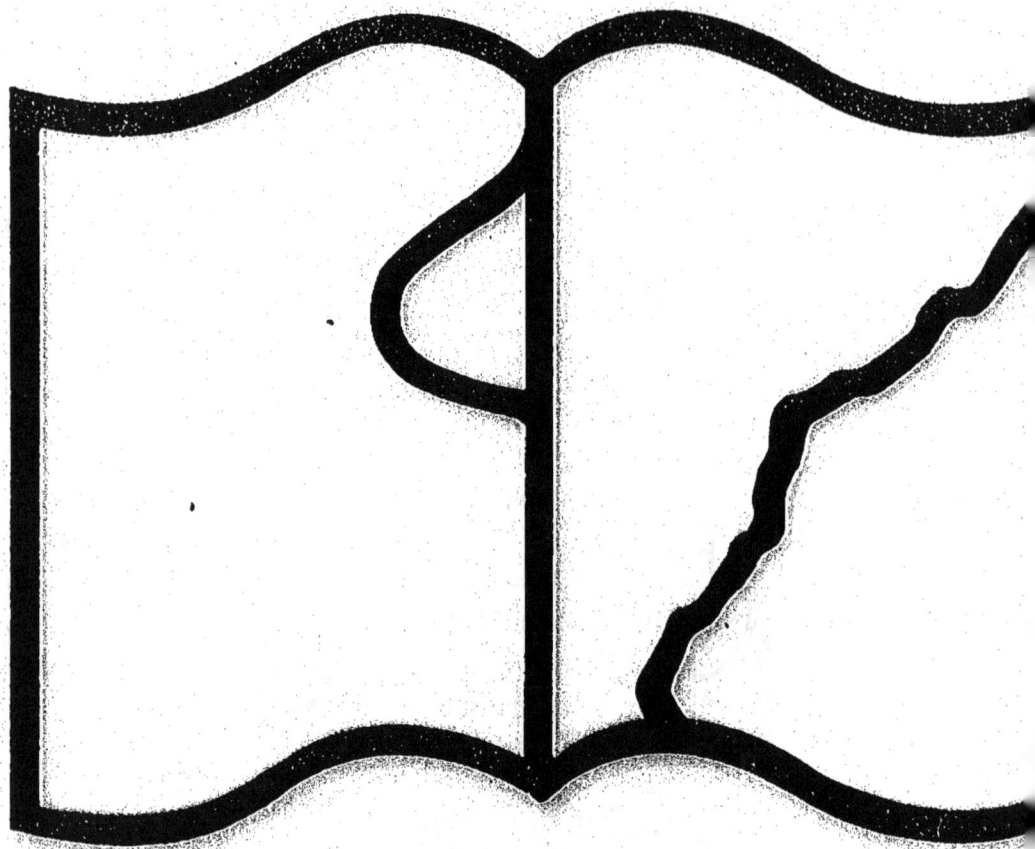

Texte détérioré — reliure défectueuse

NF Z 43-120-11